통증의 뇌과학

뇌과학으로 밝히는
통증의 비밀

통증의 뇌과학

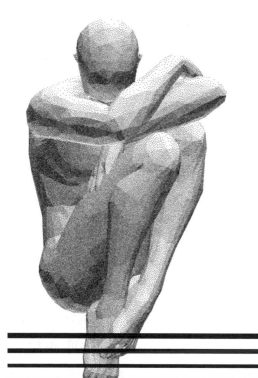

리처드 앰브론 지음
정성현 옮김

상상스퀘어

지은이 소개

리처드 앰브론Richard Ambron

컬럼비아대학교 바젤로스의과대학의 병리학, 해부학 및 세포생물학 석좌교수로 의과대학 및 치과대학 1학년 학생에게 임상해부학 과목을 공동으로 가르치고 있다. 40년 동안 신경재생의 분자적 기초와 통증의 분자 경로를 연구하는 실험실을 운영해 왔다.

그는 신경과학과 통증의 상관관계에 관한 선도적인 연구를 수행하며 이 분야의 독보적인 위치를 확보했다. 다년간의 연구 경험을 토대로 〈신경과학저널The Journal of Neuroscience〉, 〈신경생물학 저널Journal of Neurobiology〉, 〈실험신경학Experimental Neurology〉 등에 뇌와 통증의 상관관계에 관한 논문을 게재했으며, 신경과학을 기반으로 통증을 완화할 수 있는 새로운 치료법을 찾아내는 데 앞장서고 있다.

옮긴이 소개

정성현

경희대학교와 서울대학교에서 학사 및 석사 과정을 마치고 뉴욕시립대학에서 생화학으로 박사 학위를 받았다. 뉴욕에 있는 마운트시나이의과대학병원에서 약리학 분야 박사후연구원으로 일하던 중 경희대학교 교수로 부임해 33년간 재직했다. 현재 번역 에이전시 엔터스코리아에서 의약학 분야 전문 번역가로 활동 중이다.

서론 및 명명법

사람이 지닌 가장 복잡한 감각을 선택해 달라고 하면 대부분은 시각, 청각 혹은 후각을 선택할 것이다. 하지만 이는 잘못된 답이다. 우리가 최근에 배운 바에 의하면 통증이야말로 모든 감각 중에서 가장 복잡하다. 또한 통증은 임상적으로도 연관성이 높고 생존에 가장 중요하다. 이 책의 목적은 통증에 대한 이해를 돕기 위해 최근에 이룬 많은 진보를 설명하고, 이러한 진보가 어떻게 통증 관리로 이어지는지 설명하는 것이다.

먼저, 바깥세상에 대한 우리의 견해는 뇌가 감각을 통해 들어오는 정보를 얼마나 정확하게 해석하는지에 달려 있다는 사실을 생각해보자. 본질적으로 뇌는 시각, 후각, 청각, 촉각, 통증 그리고 다른 미묘한 감각 시스템의 정보를 통합함으로써 주변 환경에 대한 3차

원 개념을 생성한다. 이 정보는 뇌의 고위 중추로 전달되고, 우리는 여기서 반응이 일어나고 명령이 근육에 보내져 적절하게 반응하기를 바란다. 이 모든 것이 우리가 깨어 있는 1,000분의 1초마다 일어난다는 것은 놀라운 일이지만, 모든 감각이 필수적인 것은 아니다. 시각, 청각, 후각이 없어도 생존할 수 있고, 감각이 마비되거나 촉각 장애가 있다고 해도 불편하지만 견딜 만할 것이다. 반면 통증은 뇌에 부상이 발생했다고 알려 추가적인 손상으로부터 상처를 보호하기 위한 반응을 이끌어내기 때문에 삶에 필수적인 감각이다. 또한 통증은 어릴 때부터 무엇을 조심해야 하는지 가르쳐주기 때문에 교육적이다. 통증 시스템에 결함을 가지고 태어난 사람은 오래 생존하지 못한다. 통증은 우리를 보호해 주지만 그만큼 성가신 존재이기도 하다. 그렇기 때문에 우리는 통증을 원치 않게 삶에 침범해 해를 끼치는 것으로 간주하고 피해야 하는 시대에 살고 있다. 의사를 찾는 주된 이유 중 하나가 통증이기에 많은 병원은 통증 관리를 전담하는 통합진료소를 운영하고 있다. 다행히 경미한 베임, 화상 또는 찰과상으로 인한 통증은 일반적으로 하루 이내에 줄어들며, 의사 처방이 필요 없는 일반의약품으로 완화되지만, 통증이 지속되면 문제가 된다. 예를 들어, 수술 후 통증은 우리를 무기력하게 하고 증상이 며칠 이상 지속될 수 있기 때문에 문제가 된다. 그러나 부작용을 감안한다면 이러한 유형의 통증도 강력한 진통제로 관리할 수 있다. 더 심각한 상황은 몇 달 또는 몇 년 동안 지속되는 만성통증을 겪을 때다. 만성통증은 아무런 이익이 없고 삶의 질을 심각하게 저하시키기 때문에 병리학적으로 간주해야 한다. 잘 알고 있듯이 만성통증으로 고통받는 사람은 집중하는 데 어려움을 겪고, 불안, 두려움, 우울증에 시달린다. 또한 멈추지 않는 고통은 가족 관계를 파괴하고, 생산성의 상실은 경제적으로 부정적인 결과를 초래한다. 대략 3천만 명의 미국인이 만성통증으로 고통받고 있으며 대다수는 아편제를 함유한 약물 외에 다른 대안을 찾지 못한다. 아편제는 중독성이 있기 때문에 약물 남용이 만연하다. 2017년 통계에 의하면 아편제 진통제 과다 복용으로 7만여 명의 사망자가 발생했다. 어떤 기준으로 보아도 만성통증은 통증 기전을 이해해야만 치유할 수 있는 엄청난 규모의 비극이다.

신경과학의 최근 발전은 통증의 신경생물학적 기초에 대한 새로운 통찰력을 제공했다. 이제 우리는 통증이 알 수 없는 방식으로 발생하는 신비로운 증상이 아님을 안다. 부상 혹은 염증이 발생한 병변에서 나타나는 통증 반응은 잘 알려진 신경 경로로 매개된다. 우리는 여러 장에 걸쳐 경로의 분자, 세포 및 신경해부학적 구성요소를 논의할 것이다. 이러한 정보는 만성통증의 원인이 오작동하는 단백질이라는 여러 주장을 뒷받침한다. 따라서 제약 산업에서는 불량 분자를 공격하고 통증을 완화하는 약품 개발을 목표로 하는 것이다. 이러한 약리학적 접근 방식은 장점도 있지만 몇 가지 장애물도 있다. 신경계가 지나치게 복잡하다는 것과 많은 단백질이 다른 시스템에서도 역할을 맡고 있어 한 시스템에서 단백질의 작용을 방해하면 다른 곳에서 부작용이 나타난다는 사실이다.

이 책은 다양한 관점에서 통증을 바라본다. 1부에서는 표적 기반 약리학적 접근의 기초가 되는 전제를 조사하고, 병변에 대한 정보를 뇌 중추에 전달하는 경로를 논의한다. 이를 이해하려면 신경과학에 관한 약간의 지식이 필요하므로 신경해부학, 세포 및 분자신경생물학을 자세히 설명할 것이다. 통증과 관련된 연구 결과를 보여주는 논문이 수천 개나 있다고 해서 너무 걱정하지 않길 바란다. 각 장은 기본적인 프로세스와 문제를 이해할 수 있는 충분한 정보 제공을 목표로 한다. 전반적으로 본문의 내용을 쉽게 이해할 수 있도록 도표와 삽화를 이용했다. 또한 통증의 초기 반응을 이해하는 데 가장 중요한 분자와 이벤트에만 초점을 맞출 것이다.

부상에 대한 정보가 뇌로 전달되는 방식을 이해하는 데만 수십 년의 연구가 필요했지만, 전체적으로 보면 비교적 작은 부분에 불과하다. 통증을 느끼는 정도는 주관적이고 과거 경험, 현재 상황, 믿음 등 다양한 요인의 영향을 받기 때문에 실제로 뇌가 정보를 수신하는 방식은 복잡하다. 최근까지 우리는 이러한 요인이 어떻게 통증을 조절하는지 알지 못했다. 하지만 실시간 영상기술의 발전으로 임상의와 신경과학자들이 고통받는 환자의 뇌 안에서 일어나는 활동을 시각화할 수 있게 되면서 많은 것이 바뀌었다. 영상은 통증의 강도가 통증 매트릭스Pain Matrix라는 모듈로 묘사될 수 있는 별개의 무리 또는 신경세포 그룹의 활동과 상관관계가 있음을 보여줬다. 또한 이 연구에서는 사랑하는 사람이 죽었을 때 느끼는 괴로움을 포함한 모든 고통이 모듈 간의 상호작용으로 발생한다는 사실이 밝혀졌다. 신체적 부상과 심리적 외상으로 고통받는 사람들은 뇌 회로를 공유하는 것이다. 이와 같은 연구는 통증에 대한 우리의 이해를 극적으로 변화시켰다. 이러한 발견이 어떻게 통증 관리의 새로운 접근 방식으로 이어지는지 논의할 것이다.

현대 서양의학이 통증, 특히 만성통증을 치료하는 데 성공적이지 않았기 때문에 새로운 접근 방식이 필요하다. 사실 대부분의 진통제는 통증 완화를 위해 수 세기 동안 사용돼 온 아편과 같은 약제를 개선한 것들뿐이다. 이에 우리는 아편이 어떻게 통증을 완화하는지 살펴보고, 마리화나에서 개발된 새롭고 유망한 진통제에 관해 설명할 것이다. 또한 여러 형태의 대체의학이 등장했다. 잡지에서는 통증을 줄이는 새로운 방법을 발견했다고 주장하는 다양한 책을 소개한다. 약초 혼합물부터 몸 안에서 배열상태가 어긋나거나 상충하는 힘의 교정에 이르는 대부분의 주장은 과학적인 근거가 부족하다. 이러한 이유로 대부분의 의사는 대체의학을 믿지 않는다. 물론, 다양한 대안 실천가들은 그들의 성공을 찬양하는 수많은 지지자를 언급함으로써 거부에 대응한다. 뱀 기름 같은 마법의 묘약을 판매하는 약장수조차도 일부 고객의 통증을 줄이는 데 효과가 있었다고 주장할 수 있다. 사실 대부분의 대체의학은 실제로 치료 효과가 없지만, 플라세보 효과Placebo Effect(치료제가 진짜라고 환자가 믿을 때 통증이 감소하는 현상)로 알려진 현상으로 인해 어느 정도 통증이 줄어들 수 있다. 우리는 뇌가 플라세보 효과를 어떻게 이해하는지, 플라세보 효과가 통증 관리에 어떤 영향을 미쳤는지 살펴볼 것이다.

동양 사회는 명상을 도입해 통증을 관리하는 방법을 택했다. 명상 수행자들은 수천 년 동안 마음을 훈련하면 통증을 완화할 수 있다고 주장해 왔다. 이러한 주장은 실험적으로 증명할 수 없는 신비한 에너지나 힘의 존재를 연상시켰기 때문에 상당한 회의론에 직면해 있다. 최근 연구에 따르면 명상은 신경과학에 기반을 두고 있으며, 만성통증을 조절하는 능력은 의사가 전통적 치료제에 대한 대안 치료법을 얼마나 제공할 수 있는지에 달려 있다는 사실이 밝혀졌다. 따라서 명상에 대한 회의론은 더 이상 정당화되지 않는다고 말할 수 있다. 이와 관련된 내용은 이 책의 뒷부분에서 다시 논의한다.

명명법

이론적으로 대다수의 과학은 단어로 표현되는 사실을 다루므로 단어의 의미가 매우 중요하다. 따라서 일반적으로 사용되는 특정 단어가 통증을 논할 때 더 깊은 의미를 포함한다는 사실을 알고 있어야 한다. 예를 들어, '통증Pain'이라는 용어는 관점에 따라 정의가 달라진다. 국제통증연구협회IASP는 통증을 '실제 또는 잠재적인 조직 손상 또는 그러한 손상 측면에서 서술되는 것과 관련된 불쾌한 감각 및 정서적 경험'으로 정의한다. 이 정의가 틀린 것은 아니지만, 통증의 근원을 이해하는 데 중요한 통증의 속성을 빠뜨리고 있다. 통증의 강도는 단순히 불쾌한 것부터 참을 수 없는 것까지 다양하며, 통증은 예리하고 둔하거나 작열하는 등 묘사도 제각각이다. 또한 통증은 부상에 대한 자각을 제공하지만 뇌의 전용 회로 활동에 따라 고통이 되기도 한다. 이러한 특성이 신경계 내에서 어떻게 발생하는지 설명할 수 없다면 우리는 통증을 이해할 수 없다.

감각Sense이라는 단어는 일반적으로 촉각, 가려움증 등 자극에 대한 자각을 의미한다. 과학적 관점에서 감각은 뇌의 특정 회로에서 나오는 특정 유형의 자극에 대한 인식Perception이며 의식과 뗄 수 없는 관계에 있다. 이 관계는 앞으로 자세히 논의할 통증에서 중요한 의미를 지닌다. 마찬가지로 부상Injury은 통증을 일으킨 사건의 결과로 이해된다. 이러한 사건은 유해한Noxious 것으로 간주하며, 부상의 동의어로 병변Lesion과 손상Insult이 있다. 부상은 피부가 베이거나 근육 또는 인대가 찢어지는 것과 같은 물리적 손상을 의미하지만, 물리적 조직 손상이 없을 때도 통증이 존재할 수 있다는 것을 배우게 될 것이다. 가장 극적인 예는 슬픔으로 인한 괴로움이지만, 특정 유형의 염증은 명백한 원인 없이 통증을 유발할 수도 있다.

또한 만성통증Chronic Pain이라는 용어를 사용할 때 개인의 관점이나 의료 분야에 따라 다르게 정의될 수 있다는 것에 주의해야 한다. 만성통증은 3개월 이상 지속되며 통증 경로를 구성하는 신경세포 내 유전자 발현의 변화와 관련이 있다는 두 가지 특성으로 정의된다. 신경계에 대한 지식을 발전시키면서 이 정의를 더욱 구체화할 것이다.

모든 과학 분야에서는 실무자가 소통하는 데 사용하는 어휘가 있지만, 전문 분야가 아닌 사람은 이해하기 어려울 수 있다. 주제를 적절하게 설명하려면 전통적인 인체해부학뿐만 아니라 신경해부학,

세포 및 분자신경생물학, 생화학을 포함하는 방대한 용어가 필요하기 때문에 통증에 관한 책을 집필하기는 매우 까다롭다. 각 분야에는 고유한 어휘가 있으며 대부분의 사람에게 생소한 용어를 사용할 수밖에 없다. 특히 통증에 필수적인 요소인 단백질, 펩타이드 등의 물질에 대해 논의할 때 더욱 그렇다. 설상가상으로 이러한 화합물은 보통 발견 당시 명명되는데, 애초에 명명된 단백질의 기능과 상당히 다르다는 연구 결과가 밝혀지면서 명명법이 혼란스러워졌다. 따라서 우리는 다루는 범위를 제한하고 통증의 중요한 매개자나 진통제 개발의 잠재적 표적 분자에 대해서만 논의할 것이다. 유해한 사건이 통증을 일으키는 방법을 이해하는 데 필요한 모든 물질의 이름을 기억할 필요 없이 그러한 분자가 존재한다는 것만 알아도 충분하다. 마지막으로 과학 잡지에서는 지면을 줄이기 위해 줄임말을 사용한다. 예를 들어, 아데노신 삼인산Adenosine TriphosPhate은 보통 ATP라고 표기한다. 그러나 줄임말을 사용하면 원래 단어를 찾아봐야 하기 때문에 때문에 번거로울 수 있다. 따라서 우리는 줄임말을 사용하되, 용어가 한 페이지 이상 떨어져 있는 경우 원래 단어를 반복해 사용할 것이다.

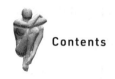

Contents

지은이 소개   004

옮긴이 소개   005

서론 및 명명법   006

1부 통증의 강도와 기간을 결정하는 기본 통증경로와 분자기전

1 신경계 특성을 보여주는 통증   019

개요: 통증은 교훈적이고, 필요하며, 적응력이 있다 · 감각과 자아 개념 · 신경세포, 원시적 신경망과 반사

2 인간 신경계 조직: 신경에서 신경세포로   027

말초신경과 피부분절 · 중추신경계를 오가는 정보의 흐름 · 미세 신경해부학: 통증의 신경학적 기반 · 침해수용성 신경세포와 기본 통증 경로

3 통증: 인식과 귀속   041

뇌 해부학 · 인식: 시상 · 귀속: 감각피질 · 체성감각계 · 핀찔림 모델 · 구강 안면 부위 신경지배

4 통증의 분자신경생물학 055

수용체와 채널: 병변 부위의 급성 침해수용 · 핀찔림 모델 재고 · 활동전위와 통증 강도 · 시냅스와 부상반응 · 나트륨 채널

5 적응 074

적응은 통증을 조절한다 · 심각한 부상에 대한 말초신경 말단의 반응 · 브래디키닌 · 신경성장인자 · 모든 통증은 동일하지 않다 · 열 통증 · 척수의 적응 · 장기 강화

6 지속적 통증의 분자 신호 092

역행으로 전송된 신호와 유전자 발현 · 장기 과흥분 유도 · PKG: 통증의 분자 스위치 · 신경성장인자 재고

7 통증의 근원 103

신경병증성 및 중추성 통증 · 염증성 통증 · 사이토카인 · 내장통 · 신경계 기능에 대한 두 개의 관점 · 내장통의 연결

2부 뇌 회로에 의한 통증 조절

8 통증의 외부 조절: 하행시스템 121

서론: 새로운 관점 · 통증, 상황, 아편제 · 척수의 아편제 작용기전 · 하행 경로: 감마 아미노부티르산 · 하행 경로: 세로토닌과 노르아드레날린 · 노르아드레날린과 세로토닌 농도 증가

9 통증 완화: 약리학적 접근 140

치료제 개발 · 표적 선정 · 표적 접근 · 발견: 후보 선정 · 전임상연구 · 임상연구 · 주의 사항

10 신경매트릭스 159

의식, 자각, 통증 · 활동 중인 뇌의 영상 · 자각과 통증 · 두려움과 보상 · 심리적 통증

11 뇌와 통증 174

비자살 자해 · 대뇌피질과 고통 · 전전두엽피질 · 마조히즘과 맥락 · 플라세보 효과 · 최면 · 침술 · 명상

12 마음을 다스리는 마음 191

통증 매트릭스 · 오래 지속되는 통증과 통증 매트릭스의 변화 · 통증 매트릭스의 정서와 인지 구성요소에 의한 통증 조절 · 심신성 통증 · 정보, 믿음, 보상에 의한 통증 완화 · 고통과 믿음 · 불확실성, 두려움, 스트레스에 의한 통증 악화 · 통증의 자기조절 · 주의 재고 · 훈련을 통한 뇌의 변화 · 인지 및 만성통증 · 묵상, 통증, 고통 · 마음챙김 · 마음 챙김과 뇌파 · 마음챙김과 실시간 영상 · 자기조절 통증

13 통증 관리: 현재와 미래 227

현재 · 미래

감사의 말 245
주석 247
색인 265

통증의 강도와
기간을 결정하는
기본 통증경로와
분자기전

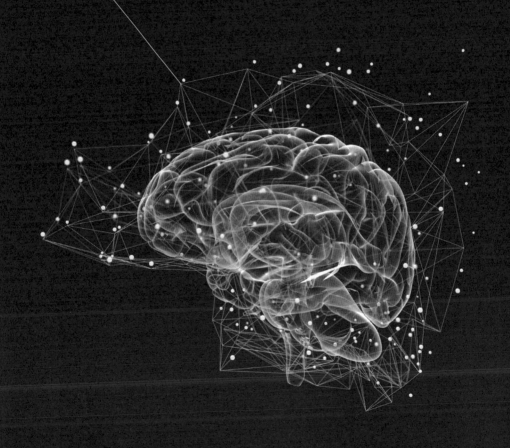

신경계 특성을
보여주는 통증

1

개요: 통증은 교훈적이고, 필요하며, 적응력이 있다

신경계를 자세히 논하기 전에 몇 가지 언급할 개념이 있다. 시각, 청각, 후각, 촉각은 지속적으로 경험할 수 있어 쉽게 자각하는 반면, 통증은 일반적인 상황에서 나타나지 않고 일시적이기 때문에 오감과 다르다. 또한 통증은 상처나 염증이 발생한 부위의 정보가 뇌의 처리 센터에 도달해야만 나타나는 복합적인 감각이다. 이 정보는 광범위한 신경망을 통해 전달된다. 하지만 통증은 병변 부위나 신경의 구성요소로 존재하지 않고, 정보가 뇌 안의 회로를 활성화할 때만 감각으로 인식된다. 전구를 켜는 행위에 비유해보자면 스위치(부상)를 켜면 생성된 전류(신호)가 전선(신경)을 통해 이동하고, 전구(뇌)를 활성화해 전등이 켜지는 것이다. 통증은 성가신 존재로 여겨지지만 우리 삶에 꼭 필요하다. 통증은 몸이 손상됐다는 것을 알려주고, 병변이 나을 때까지 상처 부위를 보호하도록 동기를 부여하기 때문이다. 통증은 영향력 있는 선생님과도 같다. 보통 어릴 때 뜨거운 난로나 칼날을 만지는 것처럼 우리를 다치게 할 수 있는 상황에 대해 배운다. 부상은 우리를 아프게 하기 때문에 부상으로 이어질 수 있는 상황을 피하는 법을 배우는 것이다. 결과적으로 통증을 인식하지 못하는 사람들은 대개 살아남지 못한다.

손에 작은 상처를 입었다고 가정해보자. 먼저 즉각적인 반응으로 추가적 손상을 막기 위해 다친 손을 재빠르게 움츠린다. 손을 움츠린 다음 밀리초(1000분의 1초—옮긴이) 후에 급성 통증Acute Pain이 시작된다. 부상 부위의 신호가 뇌에 도달하고 해석하는 데 걸리는 시간보다 다친 손을 움츠리는 동작이 훨씬 더 빠르기 때문에 지연(다친 손을 움츠리는 시각과 통증을 느끼는 시각 사이의 시간차—옮긴이)이 발생한다. 급성 통증은 부상을 자각하게 만들고, 통증의 강도는 부상의 심각성에 비례한다. 부상이 경미하다면 급성 통증은 급격히 잦아들지만, 부상이 심각하면 지속적 통증으로 전환된다. 통증이 부상을 자각하게 해주기 때문에 계속해서 다친 손을 보호하며, 부상이 치유되면 지속적인 통증은 사라진다. 따라서 통증에 대한 반응은 고정된 것이 아니라 상황에 적절하게 적응하며Adaptive, 통증의 강도와 지속 시간은 부상의 심각도에 따라 달라진다. 우리는 경험을 통해 부상이 심할수록 통증이 더 강렬하고 오래 지속된다는 사실을 알고 있다. 적응은 통증 경로의 고유한 특성으로 경로 안의 특수한 이벤트에 의해 통제된다. 다시 말해, 뇌로 투사된 통증 경로는 정해져 있지만 경로를 통해 전달되는 정보는 유연하고 상황에 따라 수정될 수 있다. 반면, 만성통증은 상처를 보호하려는 목적이 없고 상황에 따라 적응하지도 않는 병리학적 상태다. 만성통증은 비정상적으로 장기화된 지속적 통증으로 볼 수 있다. 이러한 관점에서 정상적이고 병적인 통증은 이에 관여하는 신경계 경로에 내재된 이벤트에 의해 통제되지만, 만성통증 상태에서는 관련된 주요 이벤트 중 하나 혹은 여러 개에 오류가 있다. 결과적으로 만성통증 치료의 지도 원칙은 주요 이벤트를 파악해 차단하고 통증을 완화하는 치료제를 개발하는 것이다. 이러한 접근 방식은 논리적인 것 같지만 구현하기는 매우 어렵다.

통증 강도는 주관적이고 경험하는 맥락에 따라 달라질 수 있기 때문에 통증 반응은 더욱 복잡해진다. 어떤 상황에서는 극도로 고통스러울 수 있는 부상이 생명이 위험한 상황에서는 훨씬 덜 아프기도 하다. 예를 들어, 숲을 걷다가 발목을 삐었다고 가정해보자. 극심한 통증으로 움직일 수 없어 통나무 위에 앉아있는데 갑자기 곰이 나타난다면 벌떡 일어나 도망갈 것이다. 정상적인 상황에서는 견딜 수 없이 고통스러운 부상이 죽음을 피하기 위해서는 무시될 수 있는 스트레스 유발 진통Stress-Induced Analgesia을 경험하는 것이다. 반면에 통증에 대한 나쁜 기억은 통증을 더 악화시킨다. 간호사가 주사를 놓으려고 주삿바늘을 들고 다가올 때 느끼는 원치 않는 기대감 False Expectation은 불안증을 일으켜 통증을 증가시킨다. 스트레스 유발 진통과 불안으로 인한 통증 악화는 통증 경로의 직접적인 특성이 아니라 뇌 회로가 통증 경로에 영향을 미친 결과다. 얼마 전까지는 회로에 대해 아는 것이 거의 없었으나 근래 신경과학의 눈부신 발전에 힘입어 회로의 기능과 통증을 관리하는 방식에 대한 이해가 크게 향상됐다.

감각과 자아 개념

뇌와 감각의 매개 과정을 이해하는 것은 중요하다. 우리가 '자아 Self'라는 개념을 이야기할 때, 심장, 폐, 뇌, 소화기관 등으로 구성된 육체적 실체인 몸을 상상한다. 그러나 다른 관점에서 보면 자아라는 개념은 사실 뇌의 회로에서 독특하게 나타나는 특성인 의식의 발현이다.[1] 뇌가 머리에 자리 잡고 있기 때문에 이러한 이중성을 인식하는 것은 중요하다. 뇌가 외부 세계를 자각할 수 있는 유일한 방법은 피부, 눈, 귀, 코, 혀의 신호를 뇌로 전달하는 신경과의 연결을 통해 감각으로 해석하는 것뿐이다. 통증은 이러한 감각 중 하나지만 기억해야 할 것은 감각에 대한 인식도 뇌의 회로에서 발생하며 이는 감각과 의식이 불가분하게 연결돼 있다는 것이다. 이 모든 감각의 통합은 주변을 자각하게 하고, 운동신경계에 연결함으로 환경을 조종하게 한다.

더욱이 뇌에 관한 한, 두 개의 외부 세계가 존재한다는 것을 인식할 필요가 있다. 첫 번째는 우리를 둘러싸고 있는 세계고, 두 번째는 내장기관이 들어있는 내부 세계다. 물론 피부 병변을 알리는 것도 중요하지만, 뇌에 영양분과 산소 공급을 유지하는 심장 및 기타 기관의 기능에 대한 위협을 뇌가 자각하는 것이 중요하다. 통증은 내장의 병변, 팽만감, 요로결석 혹은 염증에 대한 일차적인 반응이다. 따라서 통증은 외부와 내부 세계에서 발생한 위협을 뇌에 알린다.

이러한 차이를 고려해 통증을 경험하는 방법을 단계별로 이해해보자. 먼저 신경망 형성이 정보를 원거리에서 빠르게 소통할 수 있게 하는 방법을 논의하면서 기초를 다질 것이다. 그리고 인간 신경계의 조직과 통증 신호를 전달하는 신경 경로로 주제를 넓힐 것이다. 내용을 현장감 있게 전달하기 위해 일상 경험을 예시로 사용한다. 다음으로 이러한 경로에 내재된 분자 수준의 변화가 통증의 인식과 지속시간을 어떻게 변화시키는지에 초점을 맞출 것이다. 특히 진통제 개발에 가장 유망한 표적을 제공하는 변화에 중점을 둔다. 그리고 뇌 안의 복잡한 네트워크가 통증의 경험을 어떻게 조절하는지 설명한다. 이러한 네트워크는 최근 만성통증을 완화하기 위해 등장한 비 약리학적 접근법을 이해하는 데 매우 중요하다.

신경세포, 원시적 신경망과 반사

모든 동물의 생존은 환경에서 비롯되는 위협에 대처하는 능력에 달려있다. 단세포 동물조차 위협에 직면하면 움츠러들기 마련이다. 그러나 다세포 동물로 진화하면서 위협에 대처하는 능력은 더욱 복잡해졌다. 예를 들어 히드라 불가리스Hydra Vulgaris라 불리는 민물 폴립(길이 10~30mm, 너비 1mm의 작은 민물 히드라 류—옮긴이)의 몸체는

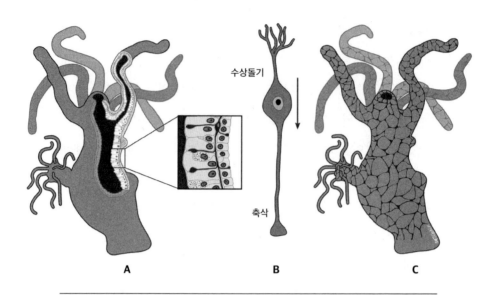

그림 1.1 히드라 불가리스 신경계

(A) 내부 공동(검은색)과 체벽을 노출시키는 구멍을 지닌 히드라. 확대된 부위: 세포의 내부 및 외부 층과 외부 및 내부 표면에 노출된 수상돌기가 있는 산재된 신경세포를 보여주는 체벽의 확대된 부분. **(B)** 세포체, 수상돌기 및 축삭으로 구성된 신경세포. **(C)** 신경세포와 그들의 확장으로 신경망이 형성됨을 보여주는 히드라.

바닥이 단단하고 입 끝에 구멍이 나 있는 부분적으로 속이 빈 실린더 모양이다(그림 1.1 A). 입은 속이 빈 내부로 이어지는데 주변은 소화관 역할을 하고 먹이 획득을 용이하게 하는 촉수로 둘러싸여 있다. 외배엽 세포층은 표면을 감싸고 내배엽 세포층은 내부 소화 영역을 감싸고 있다(그림 1.1 A의 확대된 부위).

모든 세포는 외부 세계에 노출돼 있다. 이는 훨씬 더 복잡한 형태이긴 하지만 사람에게도 존재하므로 염두에 두어야 할 관계다. 외배엽과 내배엽 세포층 사이에는 움직임을 조절하는 근육세포가 있다.

다세포 동물에서 내부와 외부 표면에 존재하는 세포들은 개별적으로 외부 위협에 반응할 수 없다. 그 이유는 신체의 움직임은 근육에 의해 영향을 받고 조정되기 때문이다. 하지만 이 문제는 전형적으로 둥근 혹은 사각형 모양의 세포들과는 달리 세포체에서 연장돼 장거리 투사가 가능한 뉴런(혹은 신경세포)이라 불리는 특수한 세포가 출현하면서 해결됐다(그림 1.1 B).[2] 뉴런에서 수상돌기Dendrite로 알려진 짧은 프로세스는 동물의 표면에 도달하는데, 주변 환경에 노출되는 수상돌기의 말단 세포막에는 수용체가 있어 외부 신호에 반응할 수 있다. 더 긴 축삭Axon 프로세스는 동물 내에서 진행되며, 다른 신경세포와 연결돼 신경망을 형성하거나 근육세포에서 끝날 수 있다.[3] 신경망은 전선을 따라 전류가 흐르는 것처럼 활동전위Action Potential로 알려진 전기 신호를 빠르게 전도할 수 있기 때문에 역동적이다. 수용체가 활성화되면 신경망을 따라 근육세포로 빠르게 전파되는 활동전위가 생성돼 근육세포를 수축시킨다. 그리고 이는 촉수와 몸에서 반사적 움츠림Reflexive Withdrawal을 일으켜 동물의 신체 크기와 노출을 크게 줄인다. 유사한 방식으로 소화관에 노출된 신경세포는 촉수에 들어가거나 촉수에 의해 포획된 물질에 반응할 수 있다. 그렇기 때문에 이 단순한 유기체에서 신경세포가 내부 및 외부 표면에서 동물 내의 세포로 빠르게 정보가 흐르도록 어떻게 신경망을 형성하는지 볼 수 있다(그림 1.1 C). 따라서 신경세포의 출현은 동물 진화에서 가장 두드러진 사건이다. 고등동물과 인간의 신경세포는 반사활동을 중재하는 역할뿐만 아니라 복잡한 작업을 수행하고 통증으로 인식되는 감각을 통해 유해한 부상이나 병변을 알려주는 반응을 수행한다.

인간 신경계 조직:
신경에서 신경세포로

2

말초신경과 피부분절

만성통증이 통증을 담당하는 신경의 일부 구성요소의 기능 장애로 발생한다는 전제하에 신경계의 일반적인 조직에 대한 논의부터 시작해보자. 해부학자는 신경계 시스템을 뇌와 척수로 구성된 중추신경계Central Nervous System, CNS, 중추신경계에서 나와 몸 전체를 순환하는 신경으로 구성된 말초신경계Peripheral Nervous System, PNS로 나눈다. 뇌는 가장 복잡한 구조로 알려져 있기 때문에 기능을 이해하려고 시도하는 것은 초기 해부학자들의 능력을 훨씬 넘어서는 것이었다.[1] 또한 뇌는 접근이 어려운 두개골에 자리 잡고 있으며, 늘 그렇듯이 뇌를 다루려는 시도는 뇌 기능을 처참하게 파괴했다. 척수는 그다지 복잡하지 않지만 척추 뼈와 인대로 형성된 관으로 둘러싸여 있으며 손상되기 쉽다. 반면 말초신경은 심각한 부상을 입었을 때 의사가 검사할 수 있었고, 수 세기 동안 해부학자가 연구해왔기에 분포와 기능에 대해 많은 지식을 얻을 수 있었다.

말초신경의 수와 기원은 개인마다 일정하며 척수에서 나오는 위치에 따라 분류된다(그림 2.1).[2] 뇌에서 12쌍의 뇌신경이 나오고,[3] 척수에서 31쌍의 척수신경이 순차적으로 발생한다(그림 2.1 A). 척추동물의 신경계는 좌우 대칭이므로 각 쌍의 신경은 오른쪽과 왼쪽에 위치한다. 자, 이제 척수신경에 초점을 맞추고 통증을 이해하는 데 척수신경 분포가 얼마나 중요한지 알아보자.

각 척수신경은 전Ventral과 후Dorsal 뿌리가 합쳐져 척추 바로 바깥쪽에 형성된다(그림 2.1 B). 후근에 위치한 불룩한 모양의 후근신경절Dorsal Root Ganglion, DRG은 통증의 중계기지로 뒤에서 다시 논의할 것이다. 척추에서 나온 각 척수신경은 몸의 앞쪽으로 이어지는 전가지Ventral or Anterior Ramus와 뒤쪽으로 확장되는 후가지Dorsal or Posterior Ramus로 나뉜다. 앞뒤 1차 가지의 분포는 가슴 부위를 보면 쉽게 이해할 수 있다. 가슴 부위에서 순서대로 나타나고 갈비뼈 아래의 홈에서 몸을 일주한다(그림 2.1 C). 따라서 척수의 기원에 따라 가슴신경의 번호를 지정할 수 있다(T1, T2 등). 대조적으로 목, 허리, 엉치 부위에서 나오는 신경들은 뒤섞여 신경총을 형성하는데(그림 2.1 A), 이는 피부와 하부 구조가 가지런히 정렬되지 않은 상지와 하지의 발달을 반영한다. 하나의 척수신경에서만 발생하는 가슴신경과 달리 각 신경총에서 나오는 신경은 여러 척수신경의 구성요소를 포함하며 중

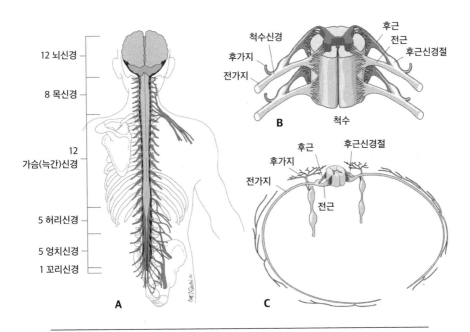

그림 2.1 **말초신경계를 구성하는 신경의 기원과 분포**
(A) 12쌍의 뇌신경은 뇌 영역에서 나오고 31쌍의 척수신경은 척수에서 나온다. 12개의 가슴신경이
순서대로 나타나며 왼쪽에는 각 갈비뼈 바로 아래를 지나는 것처럼 보인다. 오른쪽에는 목, 허리,
엉치 부위의 각 신경이 뒤섞여 신경총을 형성하는 모습이 보인다. **(B)** 척수신경의 형성. 척수의 뒤
와 앞쪽 영역에서 나오는 작은 가지는 각각 후근과 전근을 형성한다. 후근신경절은 후근에 있다. 두
개의 뿌리가 합쳐져 뒤쪽의 작은 후가지와 앞쪽의 더 큰 전가지로 나뉘는 짧은 척수신경을 형성한
다. **(C)** 몸을 둘러싸는 작은 후가지와 큰 전가지가 있는 단일 가슴신경. 각각의 작은 가지는 근육과
다른 구조를 지배하고 피부에서 끝난다.

앙신경, 척골신경 등과 같이 불린다.

경로를 따라 각 가지에서 나오는 많은 작은 가지는 피부분절
Dermatome로 알려진 띠 모양의 피부와 각 피부분절 아래에 있는 근육, 뼈,
혈관 및 땀샘에서 끝난다(그림 2.2). 따라서 각 후가지는 등 뒤 피부의 특
정 영역에 대응하며 전가지는 배 앞 특정 피부분절과 연계돼 있다.[4]

2. 인간 신경계 조직 : 신경에서 신경세포로

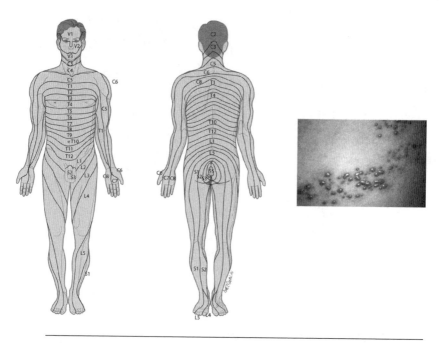

그림 2.2 **(좌) 앞뒤 피부분절의 지도.** 각 피부분절은 특정 척수신경의 전후 가지와 연결돼 있다. 따라서 배꼽 부위는 10번 가슴신경(T10)의 전가지와 연결된다. **(우) 신체의 측면 가슴 피부분절을 따라 발생한 대상포진 수포.**

    피부분절 패턴에는 약간의 개인차가 있지만, 각 신경 가지가 전신을 통과해 피부분절로 가는 경로는 일정하다. 예를 들어, 배꼽 바로 좌측의 부상은 10번 가슴 부위의 왼쪽 척수와 소통하는 10번 가슴신경 가지와 연결돼 있는 10번 가슴 피부분절에 나타난다. 가슴 부위의 신경 경로는 대상포진Varicella Zoster 바이러스가 다시 활성화될 경우 성인에게 발병하는 대상포진Shingle으로 분명히 알 수 있다(그림 2.2). 대상포진은 몸 전체의 모든 말초신경에 영향을 줄 수 있으며 감염된 신경과 연결돼 있는 피부분절의 피부에 수포로 나타난다.

몸의 다른 이름은 신체Soma로, 말초신경은 체성신경Somatic Nerve으로도 알려져 있다. 가장 주목해야 할 사실은 신체에는 내장, 즉 심장, 폐, 신장 또는 소화 시스템의 구성요소와 같은 내부 장기가 포함돼 있지 않다는 것이다. 이는 내장 기관의 통증이 다른 신경계에 의해 매개된다는 의미이므로 내장통의 원인을 밝히는 것이 더욱 복잡해진다. 내장신경계에 대해서는 다음 장에서 자세히 다룬다. 척수신경과 피부분절의 분포는 신체의 모든 부위에서 발생한 부상에 대한 정보를 전달하는 데 어떤 신경이 관여하는지 의사가 어느 정도 확실하게 확인할 수 있게 해주기 때문에 매우 중요하다.

중추신경계를 오가는 정보의 흐름

단순히 척수신경의 해부와 분포에 대해 안다고 해서 그들의 기능을 설명할 수 있는 것은 아니다. 1700년대 해부학자들은 말초신경계의 방대한 신경망이 피부의 촉각, 통증 및 온도와 같은 자극을 감지하고 이 정보를 불가사의한 중추신경계로 전송한다는 것을 알고 있었다.[5] 이때 '감각Sense'이 아닌 '감지Detect'라는 단어를 사용한 것에 주목하자. 감지된 자극을 자각하는 능력은 중요한데 이는 뒤에서 논의할 뇌의 고도로 복잡한 회로의 활성화에 달려있기 때문이다. 초기 해부학자들은 중추신경계로 흐르는 정보를 구심성Afferent이라고 불렀고, 이 정보의 대부분은 후근을 통해 척수에 도달한다고 결론지었다. 또한 그들은 신경이 절단되면 연결된 근육이 마비된다는 것을 알고 있었다. 이는 중추신경계의 정보가 신경을 따라 바깥쪽으로 흐르고 있음을 의미했는데, 이를 원심성Efferent이라고 불렀다. 모든 원심성 정보는 중추신경계를 빠져나와 전근을 통해 척수신경으로 전달된다.[6] 따라서 우리는 말초신경을 통해 구심성 및 원심성 정보를 전달하고 주변 환경에 적응하게 된다. 예를 들어, 바늘에 실을 꿰려고 할 때 시각 시스템의 구심성 신호와 손가락의 촉각 정보는 신경을 통해 뇌로 이동한다. 그 후 눈으로 구멍을 보고 손으로 바늘과 실을 느끼게 된다. 바늘에 실을 꿰는 것이 목표이기 때문에 뇌의 적절한 신경 회로가 활성화되고 원심성 정보가 신경을 따라 근육으로 흘러 나가 바늘구멍으로 실을 밀어낼 수 있는 것이다. 초기 해부학자들이 뚜렷하게 인식할 수 없었던 것은 실제로 신경을 따라 구심성 및 원심성 정보를 전달하는 데 관여하는 구조였다. 이러한 구조는 현미경이 발명된 이후에야 분명해졌다.

미세 신경해부학: 통증의 신경학적 기반

1600년대 중반 네덜란드 과학자 안토니 판 레이우엔훅Antonie Van Leeuwenhoek이 발명한 현미경은 눈으로 볼 수 없는 세계를 열었다. 이는 역사상 가장 중요한 과학의 업적 중 하나로, 과학자들은 처음으로 생명의 기초단위인 세포를 연구할 수 있었다. 이러한 연구는 특정 염료의 적용과 한 세포 유형을 다른 세포 유형과 구별할 수 있도록 하는 방법에 의해 발전했다. 산티아고 라몬 이 카할Santiago Ramón y Cajal이 개발한 특수 염색기술은 이와 관련해 매우 귀중한 기술이었다.[7] 과학자들은 염색된 신경계를 현미경으로 관찰할 수 있도록 훈

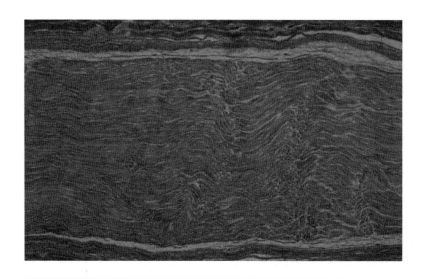

그림 2.3 말초신경이 수천 개의 신경섬유로 구성돼 있음을 보여주는 염색된 말초신경 단면의 현미경 사진.

런받았고, 그때까지 알려지지 않은 신경세포 영역으로 들어갈 수 있었다. 실제로 과학자들은 현미경으로 척수신경 내부를 들여다봤을 때 수천 개의 신경섬유를 볼 수 있었다(그림 2.3). 결국 고대 해부학자들이 기술하고 현대 해부학자들이 연구한 신경은 단지 도관에 불과했다. 실제로 정보를 전달하는 것은 내부의 섬유로, 이를 추적함으로써 그것이 아주 멀리 떨어져 있는 신경 세포체가 확장한 것이라는 사실을 알게 됐다.

앞서 히드라 불가리스에서 단순한 형태의 신경세포를 살펴봤다. 인체의 신경세포는 훨씬 복잡한 기능에 필요한 다양한 크기와 모양을 지니고 있다. 우리는 말초신경계에서 두드러진 두 가지 유형

에 초점을 맞출 것이다(그림 2.4). 첫 번째인 운동신경세포Motor Neuron
는 31개 각각이 척수 내에 세포체를 가지고 있다. 세포체는 유전체
Genome 물질과 다양한 신경 기능을 유지하는 데 필요한 단백질과 기
타 고분자를 생산하는 장치를 가지고 있다. 세포체에는 여러 개의
짧은 수상돌기Dendrite와 매우 긴 단일 축삭Axon이 확장되는데, 축삭
은 전근을 통해 척수에서 나와 적절한 척수신경으로 들어간다. 그런
다음 신경의 후 또는 전 가지 내에서 피부분절의 표적 근육으로 진
행된다. 히드라 불가리스의 신경세포와 마찬가지로 인간 신경계의
신경세포도 수상돌기와 축삭을 따라 빠르게 전파되는 전기적 충동
(활동전위)을 생성해 자극에 반응한다. 이 활동전위의 생성에 대해서
는 다음 장에서 더 많이 다룰 것이다. 지금은 운동신경세포의 수상
돌기에 대한 자극이 활동전위를 이끌어내고, 축삭을 따라 이동해 표
적 근육을 수축시킨다는 것을 이해해야 한다. 운동신경세포는 말초
신경계의 원심성 팔에 해당하며 모든 근육 운동을 담당한다.

중추신경계로 들어가는 모든 구심성 정보는 운동신경세포와는
형태가 매우 다른 신경세포에 의해 전달된다(그림 2.4). 모든 구심성
신경세포Afferent Neuron의 세포체는 후근신경절에 있으며, 이는 앞서
언급했듯이 후근에 있다. 세포체에서 빠져나온 하나의 짧은 줄기는
두 개의 프로세스로 나뉜다. 매우 긴 말초 프로세스(축삭)는 척수신
경으로 들어가 후 또는 전 가지를 통해 피부분절로 분포된다. 짧은
중추 프로세스는 후근으로 들어가 척수로 진행돼 척수 신경세포와
통신한다. 운동신경세포와 마찬가지로 구심성 신경은 전기적으로

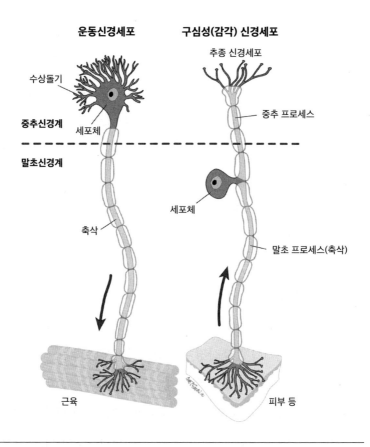

그림 2.4 운동과 구심성 신경세포의 형태

운동신경세포의 긴 축삭은 근육세포와 연결돼 있고, 구심성 신경세포의 긴 말초 프로세스(축삭)는 피부와 말초의 다른 구조에서 감각 정보를 전달한다. 둘 다 말초신경 내에 위치한다. 운동신경세포의 세포체와 구심성 신경세포의 짧은 중추 프로세스 말단은 중추신경계 내에 있다. 모든 구심성 신경세포의 세포체는 후근신경절에 있다.

흥분되며 말초 축삭에서 발생한 활동전위는 중추 프로세스를 따라 전파된다. 따라서 피부와 같은 말초 조직의 정보는 활동전위를 통해 척수의 신경세포로 전달된다.

구심성 신경세포의 말초 가지를 설명하기 위해 프로세스(또는 섬유)라는 용어를 사용하는 것은 정확하지만 번거롭다. 전통적인 신경해부학에 따르면 축삭은 세포체에서 먼 곳으로 활동전위를 전도한다. 그러나 구심성 신경세포의 말초 프로세스는 정보를 세포체로 명확하게 전달한다. 최근에 축삭은 전도 방향이 아니라 제한된 단백질 합성 능력으로 정의됐는데, 이 기준에 따르면 말초 프로세스는 축삭이라고 부를 수 있다. 따라서 우리는 축삭과 프로세스를 모두 사용하기로 결정했다.

구조와 전기적 특성을 감안하면 신경세포가 구심성으로 분류되는 이유를 쉽게 알 수 있다. 운동신경세포의 세포체는 구심성 신경세포의 중추 프로세스의 말단과 마찬가지로 중추신경계에 위치한다. 따라서 신경계를 중추신경계와 말초신경계로 나누는 것은 순전히 해부학적 관점이다. 운동과 감각 기능 모두 경계 없이 완전히 통합돼 있다. 31쌍의 척수신경 각각은 수천 개의 운동신경세포 축삭과 주변 구조와 통신할 수천 개의 구심성 신경세포의 말초 프로세스를 포함한다. 이는 그림 2.3에서 봤듯이 물결 모양의 얼룩진 구조다. 엄지발가락과 연결된 운동신경세포의 축삭과 구심성 말초 프로세스의 길이는 3피트(91.4cm—옮긴이)가 넘을 수 있지만 각각의 굵기는 머리카락보다 가늘다.

구심성 신경세포가 감각을 전달하는 데 책임이 있다는 사실을 알게 된 것은 큰 진전이었지만 '감각신경세포가 촉각, 통증, 온도, 빛과 같은 자극을 어떻게 구별하는가?'라는 질문은 여전히 해부학자들을 괴롭혔다. 그 답은 감각의 질이 자극에 의존하지 않고 자극에 반응하는 신경세포의 속성에 의존한다는 것이다. 즉, 감각적 양상에 따라 촉각에 반응하는 감각신경세포와 통증에 반응하는 감각신경세포가 있다. 최근 연구에 의하면 가려움증에 반응하는 하위 감각신경세포도 있다. 모든 유형의 세포체는 후근신경절에서 발견되고, 말초 프로세스는 해당 신경절과 관련된 척수신경의 모든 가지에 들어간다. 통증을 일으키는 이벤트에 반응하는 신경세포에 국한해 이들은 침해수용성 신경세포Nociceptive Neurons 또는 침해수용체Nociceptors로 알려져 있다. 찰스 셰링턴Charles Sherrington은 침해수용Nociception이라는 용어를 처음 도입했다. Noci는 라틴어로 통증을 의미하고, 이 신경세포는 병변에 대한 최초 반응자로 1차 침해수용성 신경세포First-order Nociceptive Neurons로 알려져 있다. 침해수용성 신경세포는 부상이나 다른 병변이 있을 때만 반응하기 때문에 다른 감각을 매개하는 신경세포와 다르고 대부분의 시간에는 조용하다.

침해수용성 신경세포와 기본 통증 경로

여러 분야에 걸친 신경과학자들의 연구를 통해 1차 침해수용성 신경세포의 미세한 해부학적 구조와 기능을 자세히 설명할 수 있었다.[8] 이제 말초신경계의 적절한 위치에 침해수용성 신경세포를 배치할 준비가 됐으니 실제 예시와 함께 살펴 보자. 배꼽 근처 피부 분절 T10의 피부를 손상시킨 부상이 발생했다고 가정해보자.(그림 2.5). 나중에 설명할 메커니즘에 의해 부상은 1차 신경세포의 말초

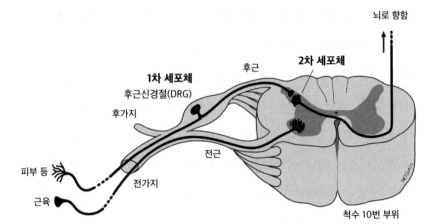

뇌로 향함

2차 세포체

1차 세포체
후근신경절(DRG)

후근

후가지

전근

피부 등

전가지

근육

척수 10번 부위

그림 2.5 부상에 대한 반응을 보여주는 개략도
피부 손상으로 유발된 활동전위는 1차 C형 신경세포의 말초 및 중추 프로세스를 따라 전파되고, 척수의 등 영역에 있는 2차 신경세포와 배 영역에 있는 운동신경세포를 간접적으로 활성화한다. 2차 신경세포에서 생성된 활동전위는 반대쪽으로 교차해 뇌로 올라가는 축삭을 따라 진행된다. 운동신경세포에서 유도된 활동전위는 전근을 통해 나가는 축삭을 따라 전파되고 척수신경의 전가지 내에서 진행돼 표적 근육의 수축을 일으켜 추가 손상으로부터 부상 부위를 보호한다.

프로세스 말단에서 활동전위를 일으킨다. 이후 활동전위는 10번 가슴신경(T10)의 전가지 내에서 신경세포의 말초 프로세스를 따라 빠르게 전파된다. 활동전위는 T10 후근에서 운동신경세포와 2차 신경세포로 나뉘는 척수로 중추 프로세스를 따라 이동한다. 각 가지는 고유한 표적과 통신한다. 하나는 궁극적으로 운동신경세포를 활성화하며, 축삭이 전근을 통해 빠져나와 T10의 전가지 내에서 진행돼 손상 부위에서 근육 수축을 유발한다. 이제 추가적인 손상으로부터 부상 부위를 보호하는 빠른 반사적 움츠림을 이해할 수 있을 것이다. 다른 가지는 이보다 훨씬 더 중요한데, 2차 침해수용성 신경세포Second-order Nociceptive Neuron에서 활동전위를 이끌어내기 때문이다. 이러한 전위는 2차 신경세포의 축삭 내에서 진행돼 척수의 다른 쪽으로 가로질러 뇌로 올라가게 된다(그림 2.5). 이 기본적인 1차, 2차, 2개의 신경세포 경로는 병변 부위에서 뇌로 신호를 전달하는 역할을 하기 때문이다. 사실 이 경로는 발가락 끝에서 머리 꼭대기까지 그리고 그 사이의 모든 곳에서 병변에 대한 정보를 전송하는 역할을 한다. 이때 2차 신경세포의 축삭이 척수의 반대쪽으로 교차한다는 사실은 신체의 오른쪽에서 척수로 들어오는 통증 신호가 뇌의 왼쪽으로 전달된다는 것을 의미하므로 매우 중요하다.

1차 침해수용성 신경세포 유형으로는 A-델타와 C형 두 가지가 있다. 말초에 있는 A-델타 섬유의 말단은 C형 신경세포의 말단보다 더 국지화돼 있으며 A-델타 섬유의 축삭은 병변 부위의 정보를 더 빠르게 전달한다. 이처럼 A-델타 신경세포는 부상에 대해 거의 즉각적인 반응을 제공한다. 반면 C형 신경세포는 임상 및 실험연구에서 뒤따르는 통증, 특히 심한 지속성 통증을 이해하는 데 필수적이라는 수많은 증거가 있다. 다음 장에서는 1차 침해수용성 신경세포에 초점을 맞출 것이다.

방금 설명한 두 개의 신경세포 침해수용성 경로는 신체 구조의 부상에서 오는 신호가 어떻게 뇌로 전달되는지 설명한다. 그러나 '신체'라는 용어에는 내장이 포함되지 않음을 기억하자. 예를 들어, 여러 유형의 만성 통증은 내부 장기와 관련돼 있기 때문에 뇌가 심장이나 위장 병변에 관한 정보를 얻는 방법이 중요하다. 이와 관련된 경로는 복잡하기 때문에 기능에 대한 논의는 다음 장에서 다시 설명한다.

통증:
인식과 귀속

3

그림 3.1은 기본적인 침해수용성 경로를 세밀하게 그린 것이다. 특히 1차 침해수용성 신경세포의 중추 프로세스와 운동신경세포 사이에 위치한 개재신경세포Interneuron를 보여준다. 그러나 통증을 이해하는 데 훨씬 더 중요한 것은 중추 프로세스의 다른 가지가 2차 침해수용성 신경세포와 직접 접촉하지 않는다는 사실이다. 그 사이에는 시냅스Synapse로 알려진 특수한 구조를 가진 틈새가 있다. 1차 신경세포와 2차 신경세포 사이의 시냅스는 뇌로 가는 통증 신호를 제어하는 데 중요한 역할을 한다. 시냅스의 형태와 기능은 다음 장에서 다시 논의할 것이다.

지금까지 부상이나 병변에 대한 정보는 기본 침해수용성 경로를 따라 전도되는 활동전위로만 존재한다. 다음에 일어나는 일은 뇌 회

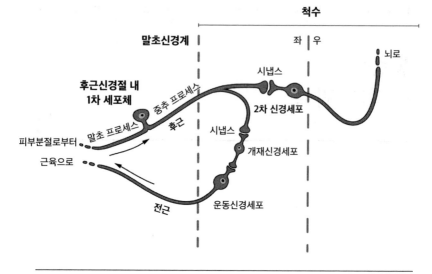

그림 3.1 1차 C형 침해수용성 신경세포의 중추 프로세스, 2차 침해수용성 신경세포 및 운동신경세포와 통신하는 개재신경세포의 수상돌기 사이 척수 등의 영역에서 형성된 시냅스 연결을 설명하는 도식. 말초신경계(PNS).

로가 자극을 통증 감각으로 변환하고 병변의 위치를 인식하는 것이다. 이 놀라운 과정이 어떻게 일어나는지 이해하기 위해 뇌의 구조를 조금 더 알아 보자.

뇌 해부학

여러 이유로 초기의 해부학자와 철학자는 뇌를 중요하지 않다고 여겼다. 평범해 보이는 구조가 놀라운 능력을 지닌 복잡한 기관이라는 사실을 알게 되면 그들이 얼마나 놀랄지 상상해보자. 오늘날 우리는 뇌에 약 1,000억 개의 신경세포가 있고, 그중 일부는 1만 개의 다른 신경세포와 통신할 수 있다는 것을 알고 있다. 뇌에는 1조 개의 신경 회로가 있는 것으로 추정되므로 우주에서 가장 복잡한 구조라 해도 과언이 아니다.

뇌는 대뇌cerebrum를 구성하는 오른쪽과 왼쪽 대뇌반구에 의해 지배된다(그림 3.2 A). 2장에서 2차 신경세포의 축삭이 손상된 오른쪽 신체에서 왼쪽 반구로 신호를 전달하고, 그 반대의 경우도 마찬가지임을 설명했다. 반구는 독립적으로 기능하지 않으며 뇌량Corpus Callosum이라고 하는 광범위한 축삭 띠를 통해 서로 통신한다(그림 3.2 B). 정중선의 반구 아래에는 척수와 연결된 뇌간Brainstem이 있다. 뇌간은 신체 하부에서 뇌로 오가는 모든 정보를 위한 통로로, 이 정보는 내포(시상과 기저핵 사이의 백색 구조로 내포 혹은 내부 캡슐이라 하며, 대뇌 피질로 오가는 상하행 신경섬유를 포함한다. —옮긴이)를 통해 피질에 도달한다.

인간 대뇌의 특징은 이랑Gyri으로 알려진 수많은 능선과 고랑Sulci으로 알려진 계곡에 의해 생성된 구불구불한 표면이다. 대뇌의 패턴은 뇌마다 다르지만 몇 가지는 확실하게 확인할 수 있고, 뇌 기능에 대한 유용한 지표가 된다. 구불구불하게 접힌 주름은 표면적을 크게 증가시키고, 표면 바로 아래에 있는 신경세포는 대뇌 피질Cerebral Cortex을 형성한다(그림 3.2 B, D). 수십억 개의 피질 신경세포와 그들 사이의 연결은 더 고차원적인 인간의 속성을 담당한다. 세포체가 회색으로 보이고 축삭은 흰색이기 때문에 뇌의 염색된 단면으로 시각화할 수 있다. 피질 신경세포는 기능이 다른 수백 개의 하위그룹으로 배열된다.

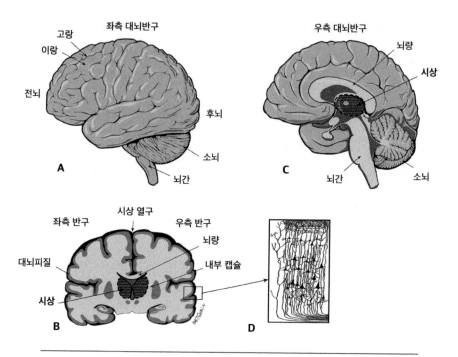

그림 3.2 인간의 뇌

(A) 이랑(Gyri)과 고랑(Sulci)이 있는 좌측 대뇌반구를 보여주는 좌측 뇌 그림. 대뇌 아래에는 소뇌와 뇌간이 있으며, 이는 두개골 입구에서 척수와 직접 연결돼 있다. **(B)** 뇌량의 반구 사이를 통과하는 얇은 피질 내 신경 세포체(회색), 시상(줄무늬) 및 축삭(흰색)의 위치를 보여주는 반구의 염색된 횡단면. 두 반구는 시상 열구에 의해 분리된다. **(C)** 시상(줄무늬)의 위치를 강조하는 우측 반구의 내측 표면. **(D)** 카할 방법으로 염색된 대뇌피질을 확대해 표면 바로 아래에 있는 피질 신경세포, 축삭, 수상돌기의 배열을 보여준다. 수십억 개의 피질 신경세포는 대뇌 기능을 담당하는 회로를 형성한다.

인식: 시상

통증 이해의 핵심 구조인 시상은 각 반구에 깊숙이 위치하고 있는 한 쌍의 신경 세포체 집합체다(그림 3.2 B). 각 시상은 원시적 양상인 후각을 제외한 주변의 모든 감각신경세포로부터 입력을 받는 감각계 통합 중추다.[1] 시상은 별개의 신경세포 그룹으로 세분화되며 각각은 입력된 특정 감각에 반응한다(그림 3.3). 다시 말해 시각, 청각, 촉각, 통증에 대한 활동전위를 전달하는 신경은 매 순간 시상으로 들어가 각각의 3차 시상Third-order Thalamic 신경세포를 활성화한다. 그런 다음 정보는 뇌의 다른 부분에 독립적으로 전달되고, 그 결과 시각, 소리, 촉각, 통증 그리고 주변 세계에 대한 개념을 만드는 데 사용하는 기타 모든 양상에 대한 인식으로 이어진다. 따라서 통증은 병변 부위나 1차 또는 2차 신경세포에 존재하지 않는다. 통증에 대한 인식은 2차 신경세포의 축삭이 시상에서 3차 신경세포를 활성화할 때만 나타난다.[2]

시상으로 가는 혈액 공급이 차단되면 심한 통증이 발생하기 때문에 시상이 통증을 인지하는 데 필수적이라는 사실은 확실하다. 시상의 특정 영역을 자극하면 통증이 유발되고 다른 영역을 제거하면 통증이 완화된다는 연구 결과도 있다. 그러나 시상 신경 회로의 활동에서 감각에 대한 인식이 어떻게 나타나는지는 아직 밝혀지지 않았다. 그럼에도 통증에서 시상의 역할은 놀랍고도 흥미롭다. 이제 우리는 시상이 통증을 느낄지 여부와 통증 강도를 결정하는 광대한 신경망의 한 구성요소일 뿐이라는 것을 알게 됐다. 예를 들어, 그동안의 경험으로 통증이 계층적이라는 것을 안다. 고통스러운 부상을 입었지만 더 심각한 부상을 당했다면 후자의 통증이 전자의 통증보다 우선할 것이다. 더 심각한 부상에 주의를 기울이는 것은 당연하다.

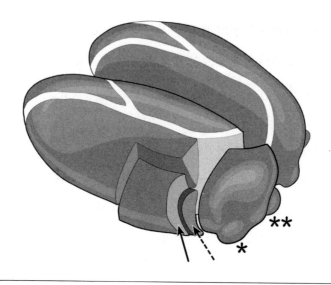

그림 3.3 우측 및 좌측 시상

각 시상은 별개의 기능을 가진 신경세포를 포함하는 영역으로 나뉜다. 좌측 시상에 시각(*) 및 청각(**) 시스템의 입력뿐만 아니라 신체(실선 화살표) 및 구강안면 영역(점선 화살표)의 침해수용성 입력을 처리하는 3차 시상 신경세포의 위치가 표시돼 있다. 각 영역 내 회로에 의해 처리된 정보는 뇌의 중추에 전달된다.

그러나 통증에 대한 인식의 변화는 시상 회로에서 발생하는 것이 아니라 뇌의 고위 중추에서 발생한다. 주의Attention의 역할은 다음 장에서 더 자세히 다룬다.

통증 인식과 관련된 일부 3차 시상 신경세포에는 대뇌피질의 특정 영역으로 투사된 축삭이 있다. 이 연결의 중요성을 규명한 것은 현대 신경과학의 위대한 발견 중 하나다.

귀속: 감각피질

1950년대 와일더 펜필드Wilder Penfield와 시어도어 라스무센Theodore Rasmussen은 피질에 있는 신경세포의 일반적인 기능에 대한 지식을 바탕으로 간질 발작을 일으키는 부위를 확인하려고 노력했다. 이를 위해 먼저 마취 상태에서 두피와 두개골의 일부를 제거해 환자의 뇌를 노출시켰다. 마취가 풀리고 환자가 깨어나자, 작은 전극을 사용해 각 반구 대부분 부위의 피질 회로를 자극했는데(뇌가 무감각하기 때문에 가능하다) 반응이 거의 또는 전혀 없었다. 각 반구의 중간 지점에 중심고랑Central Sulcus이 있고 그 뒤쪽에 중심뒤이랑Post-central Gyrus이 있다(그림 3.4). 중심뒤이랑에 있는 감각피질의 일부분을 자극했을 때, 피험자들은 국소적인 감각을 느꼈다고 보고했다. 놀랍게도 이랑을 따라 각 부위의 반응은 모든 환자에서 유사했으며 신체의 반대쪽에서 온다고 인식됐다. 이를 바탕으로 이랑의 자극 부위에 대한 각 반응을 대비시켜, 감각 호문쿨루스Sensory Homunculus로 묘사되는 왜곡된 신체지도Somatotopic Map를 만들었다(그림 3.4).[3] 하등동물 연구에서 이와 같은 신체지도가 있다는 증거가 있었지만 인간에게서 같은 신체지도를 발견한 것은 감각 처리에 대한 이해에 큰 진전이었다(호문쿨루스는 라틴어로 '소형 인간Little Person'을 의미한다. —옮긴이).

얼핏 보면 왜곡된 신체지도가 당혹스럽기도 하지만, 이후 연구에서는 지도가 신체 각 영역에서의 입력 정도를 정확히 반영한 것으로 나타났다. 1차 신경 말단으로부터 가장 많은 수의 입력을 받기 때문에 얼굴, 손, 발은 감각피질에서 상대적으로 크게 표현된다. 손가락

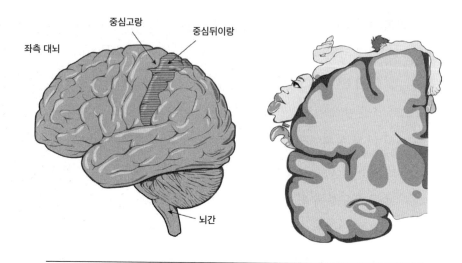

중심고랑

좌측 대뇌

중심뒤이랑

뇌간

그림 3.4 좌: 왼쪽 대뇌반구, 중심고랑, 중심뒤이랑(줄무늬)의 위치. 이랑을 따라 일으키는 자극은 신체에서 재현 가능한 감각을 이끌어낸다. **우:** 왼쪽 반구의 중심뒤이랑을 가로지르는 단면은 감각의 기원과 중심뒤이랑의 표면을 따라 자극 부위를 연관시켜 생성된 감각 호문쿨루스를 보여준다. 오른쪽에도 비슷한 감각 호문쿨루스 지도를 그릴 수 있다.

의 표현은 손을 사용하는 데 필요한 감도를 반영해 특히 크게 그려졌다. 여기서 가장 중요한 점은 병변 부위에서 활동전위를 전달하는 2차 신경세포의 축삭이 시상의 적절한 3차 신경세포를 활성화하고, 그 축삭이 호문쿨루스의 해당 부위로 투사되는 경로를 통해 뇌가 병변의 근원을 인식한다는 사실을 알게 됐다는 것이다. 이 사실은 단순하지만 우아하기까지 하다.[4]

호문쿨루스를 조사할 때 심장이나 다른 내장기관에 대한 표현이 없다는 사실을 알게 됐는데, 이는 우리가 내장기관의 통증을 인식할 수 없음을 의미한다. 물론 역설적으로 다른 많은 기관은 물론이고 특히 심장과 위장에서 확실히 통증을 느낀다. 모든 내장기관의 통증은 침해수용성 내장Visceral 신경세포의 하위집단에 의해 중추신경계로 전달된다고 설명할 수 있다. 내장의 1차 신경세포 그룹은 피부분절의 감각을 매개하는 것(감각신경)과 함께 후근신경절에 세포체를 가지고 있고, 그들의 말초 프로세스는 내장신경(자율신경)을 통해 여러 내장과 연결돼 있지만 중추 프로세스로 전달되는 신호는 체성감각신경에서 유래된 신호로 다르게 처리된다(뇌가 내장기관에서 발생한 통증이 아닌 주변 감각신경에서 유래된 것으로 착각한다는 의미―옮긴이). 신경세포가 통증에서 하는 역할은 7장에서 다시 논의한다.

체성감각계

그림 3.1에서 봤던 기본 침해수용성 경로를 시상의 3차 신경세포와 호문쿨루스를 담당하는 피질 신경세포와의 통신에 연결하면, 부상으로 인한 통증을 인식하고 부상의 위치를 알아내는 데 관여하는 체성감각계Somatosensory System가 된다. 그림 3.5는 구성요소의 해부학적 관계와 모든 척수 수준에서 2차 침해수용성 신경세포의 축삭이 척수를 가로질러 척수시상경로Spinothalamic Tract 형태로 시상의 3차 신경세포에 올라가는 것을 보여준다. 척수시상경로는 척수의 신경세포를 시상의 신경세포에 연결하는 경로라는 의미이기 때문에 기억하기 쉽다. 척수시상경로의 손상은 신체의 반대쪽에서 오는 통증 신호에 영향을 미치며, 이는 척수 부상을 진단하는 데 중요하다.

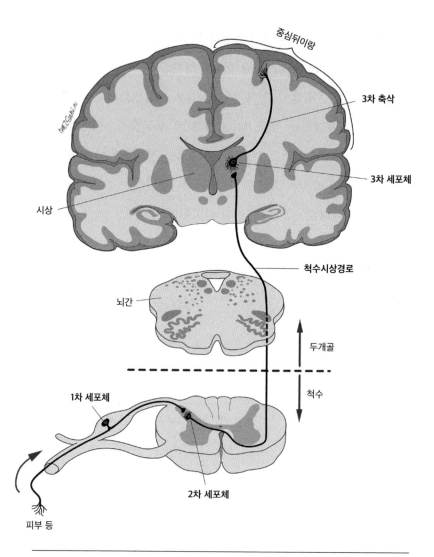

그림 3.5 통증은 체성감각계를 통해 인식되고 국지화된다. 그림은 피부를 신경지배하는 말초 프로세스, 후근신경절의 세포체, 척수의 2차 신경세포를 활성화시키는 중추 프로세스를 가진 1차 C형 침해수용성 신경세포를 보여준다. 2차 신경세포의 축삭은 반대쪽으로 건너가 척수시상경로를 통해 시상으로 올라가며, 여기에서 축삭이 감각피질의 신경세포와 통신하는 3차 신경세포를 활성화한다.

핀찔림 모델

오른쪽 집게손가락을 핀으로 살짝 찔러보면 모든 정보를 더 관련성 있게 볼 수 있다. 핀이 피부를 관통하면 손상 부위의 1차 침해수용성 신경세포의 말단에서 활동전위가 생성된다.[5] 정중신경의 한 가지가 이 손가락에 공급된다는 것을 알고 있기 때문에 전위는 말초와 이 신경의 가지 내에서 침해수용성 신경세포의 중추 프로세스를 따라 전파된다. 중앙 가지는 C5~T1(목신경 5번과 가슴신경 1번 사이)에서 척수의 뒤로 들어가며, 여기서 두 갈래로 나눠진다. 한 가지는 간접적으로 운동신경세포를 활성화하는데, 축삭이 정중신경 내에서 아래로 투사돼 근육의 수축을 유도함으로써 손가락을 방어적으로 움츠려 추가 손상으로부터 손가락을 보호한다. 다른 쪽 가지는 시냅스를 통해 2차 침해수용성 신경세포의 수상돌기와 통신한다. 이는 축삭이 척수를 가로질러 뇌의 왼쪽으로 향하는 척수시상경로를 통해 상승하는 2차 신경세포에서 활동전위를 유발한다. 여기에서 활동전위는 통증이 인식되는 왼쪽 시상의 3차 신경세포를 활성화한다. 시상 신경세포 중 일부는 통증이 오른쪽 집게손가락에서 발생한 것으로 인식한 왼쪽 대뇌반구의 감각 호문쿨루스 영역으로 축삭을 보낸다.

여기서 잠시 생각해보자. 이제 단순히 체성감각계의 경로를 통해 뇌에 입력된 정보로 오른쪽 집게손가락에 입은 부상을 인식한다는 것을 안다(그림 3.5). 더욱이 피부분절과 신경만 다를 뿐 평행 경로는 피부의 어느 곳에서나 핀 찔림에 대한 반응을 중재할 것이다.

지금까지 목 아래 신체의 병변만 설명했다면 이제부터 통증 정보가 머리의 영역에서 전달되는 방식을 논의해보자.

구강 안면 부위 신경지배

감각 호문쿨루스는 생존에 중요한 안면 영역에서 크게 기여한다. 얼굴 부위 병변에 대한 정보를 보내는 침해수용성 경로는 척수신경과 기능적으로 유사한 뇌신경에 의해 전달된다. 척수계와 마찬가지로 뇌신경 경로도 1차, 2차, 3차 신경세포로 구성되지만 해부학적 배치는 아래의 척수와 다르다. 그 차이는 분절된 척수가 두개골 바닥에 있는 대공Foramen Magnum(라틴어로 큰 구멍이라는 뜻이다. 뒤통수뼈 바닥에 있는 커다란 타원형 구멍을 말하며 척수와 연수가 이 구멍을 통과한다. ─옮긴이)에서 뇌간이 되는 것으로 시작한다. 이 지점에서 위쪽으로 후근신경절은 없으며 말초 구심성 및 원심성 신경의 기원과 분포는 훨씬 더 복잡하다. 머리에서 나오는 대부분의 침해수용성 정보는 한 쌍의 큰 삼차신경절Trigeminal Ganglia에 세포체가 있는 1차 신경세포에 의해 매개되기 때문에 이 해부학에 대해 자세히 논의할 필요는 없다(그림 3.6). 이 신경절은 뇌간 외부에 있으며 후근신경절과 유사한 기능을 지닌 감각신경세포를 수용한다. 이름에서 알 수 있듯이 각 신경절에는 척수신경의 상대로서 구강 안면 영역 전체에 광범위하게 나뉘는 3개의 주요 가지가 있다. 각 가지 안에는 통증 신호를 전달하는 1차 침해수용성 신경세포의 말초 프로세스가 있다. 각 가지는 겹치지 않는 고유한 표적을 가지고 있으며 치아, 잇몸, 코 영

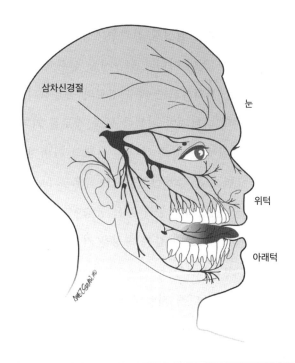

삼차신경절

눈

위턱

아래턱

그림 3.6 구강 안면 부위의 통증은 한 쌍의 큰 삼차신경절에 있는 1차 세포체에서 시작된다. 그림은 오른쪽 신경절과 눈, 위턱 및 아래턱 가지를 보여주며, 각각은 해당 영역의 고유한 표적에서 감각 정보를 전달한다. 가지는 귀 앞의 두피를 포함한 구조에만 신경을 공급한다는 점에 유의하자.

역, 혀 및 구강 영역, 눈, 귀, 뇌의 많은 부분을 둘러싸고 있는 막의 정보를 집합적으로 제공한다. 따라서 각 삼차신경이 지배하는 영역은 광범위하며 신체의 가장 중요한 구조 중 일부를 포함한다.

1차 침해수용성 신경세포의 중추 프로세스는 뇌간으로 들어가 2차 신경세포와 시냅스를 형성하고, 2차 신경세포의 축삭은 반대쪽으로 교차한 후 시상의 3차 신경세포와 시냅스를 이루기 위해 올라간다. 그런 다음 3차 신경세포의 축삭은 얼굴에 해당하는 영역의 감각 호문쿨루스로 투사된다. 뇌신경 침해수용성 경로는 2차 축삭이 척수신경에서 입력받는 것이 아니라 3차 시상 신경세포의 하위 집단과 통신한다는 점을 제외하고는 척수 경로와 동일하다(그림 3.3). 따라서 우리는 두 개의 다르지만 평행한 통증 경로를 가지고 있다. 하나는 구강 안면 부위에서, 다른 하나는 신체의 나머지 부분에서 발생한다. 가장 중요한 것은 삼차신경통(또는 틱 둘루뢰tic douloureux), 편두통, 부비동염, 중이염, 치통 등과 같은 통증이 척수 침해수용성 경로에 대해 논의한 신경세포와 같은 속성을 가진 1차, 2차, 3차 신경세포에 의해 전달된다는 것이다.

이때 각 삼차신경절에 의해 지배되는 영역은 대략 귀 높이에서 멈춘다는 사실에 주목하자(그림 3.6). 머리와 두피 뒤쪽의 영역은 척수신경의 지배를 받는다. 이 구분이 중요한 이유는 구강 안면 부위와 관련된 구조에서 발생하는 통증은 뇌신경 문제인 반면, 머리 뒤쪽에서 발생하는 통증은 척수신경의 입력을 의미하기 때문이다.

결론적으로 우리는 의사가 신체에서 발생한 병변에 대한 통증 정보를 전달하는 정확한 신경경로를 어떻게 추적하는지 배웠다.

통증의
분자신경생물학

4

지금까지 배운 내용을 간단히 살펴보자. 1800년대 후반 신경해부학자들은 말초신경이 감각과 운동신경의 움직임에 관여한다는 것을 알고 있었다. 하지만 신경의 분포를 공들여 정리했음에도 불구하고 그들은 신경이 실제로 어떻게 기능하는지 거의 이해하지 못했다. 대표적인 진전은 현미경의 출현과 신경세포의 발견이었다. 거시적 해부학에서 미시적 세포신경생물학으로의 진전을 통해 침해수용성 정보가 침해수용성 체성감각계를 구성하는 1차, 2차, 3차 침해수용성 신경세포의 순차적 활성화를 통해 전달된다는 것을 알아냈다. 하지만 통신 경로를 아는 것만으로는 어떻게 이 시스템이 실제로 통증 신호를 매개하는지까지 설명하지 못했다. 이에 대한 이해는 20세기 후반 분자생물학이 한참 발전하는 시기에 이르러 가능해졌다. 분자

생물학의 발전으로 신경과학자들은 특정 신경세포의 기능을 분자 수준의 메커니즘을 활용해 설명할 수 있었다. 따라서 통증을 정확히 이해하려면 이러한 메커니즘을 자세히 알아야 하므로 앞으로 몇 개의 장을 통증의 분자적 기초를 설명하는 데 할애할 것이다. 또한 분자신경과학의 발견이 어떻게 제약회사에게 통증치료제 개발에 필요한 표적을 제공했는지도 설명할 것이다.

일반적으로 1차 신경세포는 세 개의 다른 이벤트에 반응해 통증을 인식한다. 유해한 통증Noxious Pain은 피부와 하부 조직을 관통하거나 손상시키는 사건으로 인해 발생하며, 베임이나 화상이 이에 해당한다. 신경병증성 통증Neuropathic Pain은 주요 신경과 내부의 축삭이 끊어지거나 으스러지거나 혹은 다른 손상과 같은 부상으로 인해 발생한다. 이는 매우 심각한 부상이며 회복과정은 지루하고 복잡하다. 통증을 일으키는 마지막 형태의 병변은 염증으로, 염증성 통증Inflammatory Pain은 독성이나 신경병증의 개입 없이도 나타날 수 있다. 각 병변은 1차 C형 신경세포를 활성화하지만 각각은 분자 수준에서 고유한 요소를 가지고 있다. 우리는 유해한 통증의 기초가 되는 이벤트에 초점을 맞추면서 각 병변에 대해 차례로 논의할 것이다.

수용체와 채널: 병변 부위의 급성 침해수용

시각, 청각과 같은 특수 감각을 배제하면 피부분절과 하부구조의 피부에 위치한 감각신경세포의 말초 축삭 말단을 통해 외부 세

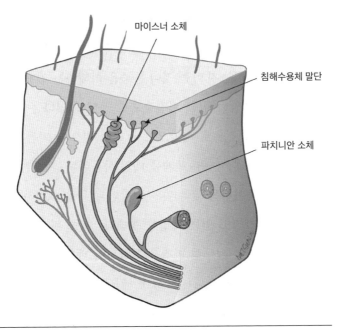

마이스너 소체

침해수용체 말단

파치니안 소체

그림 4.1 감각신경세포 말초 프로세스의 말단을 보여주는 피부의 3차원 그림
촉각용 말단은 마이스너 소체(Meissner's Corpuscle)에 캡슐화돼 있고, 진동을 감지하는 말단은
파치니안 소체(Pacinian's Corpuscles) 내에 있다. 대조적으로 침해수용성 신경 말단은 벌거벗은
상태로 주변 조직의 공간에 그대로 노출돼 있다.

계에 대해 배운다. 접촉, 진동 및 기타 양상에 대한 신경 말단은 자
극을 활동전위로 변환하는 특수한 구조(소체)로 둘러싸여 있다(그림
4.1). 하지만 1차 C형 침해수용성 신경세포의 말초신경 말단은 주변
조직의 간질 공간에 직접 노출된 '벌거벗은Naked' 상태라는 점에서 다
르다.[1] 각 신경 말단은 말초 프로세스가 확장된 부위로 말단 내부와
외부 수용성 환경을 구분 짓는 방어막인 세포막으로 둘러싸여 있다.
그렇다면 부상과 같은 외부 이벤트는 어떻게 침해수용성 신경세포

를 활성화시킬까? 외부 이벤트에 대한 정보가 세포 내부로 전달되는 프로세스는 신호 전달Signal Transduction로 알려져 있다. 신호 전달 과정이 어떻게 일어나는지 아는 것이 통증을 이해하는 전제조건이다.

우리는 세포막이 이중 지질층으로 구성돼 있다는 것을 알고 있다. 지질은 일반적으로 지방으로 알려져 있으며 기름과 먼지를 쉽게 제거하기 위해 비누와 세제를 매일 사용한다. 세포막을 형성하는 지질은 물을 좋아하는 극성(친수성) 말단과 물을 싫어하는 비극성(소수성) 꼬리를 가지고 있는 특별한 형태다. 이중 지질층의 극성 말단은 세포 내외부의 친수성 환경을 향하도록 배열되고 소수성 꼬리는 세포막 안에 배열돼 있다(그림 4.2). 세포막 외부의 이벤트가 말단 내부에서 일어나는 일에 영향을 미칠 수 있는 유일한 방법은 세포막에 걸쳐 있는 단백질을 통하는 것이다. 세포막횡단Transmembrane 단백질은 외부 환경에 노출되는 한쪽 끝, 지질의 비극성 영역과 상호작용하는 짧은 소수성 분절 그리고 말단 안에 내부 끝을 가지고 있다. 어떤 단백질은 단순히 세포막을 한 번만 통과하는 반면, 어떤 단백질은 매우 복잡해 최대 7번까지 세포막을 횡단할 수 있다. 외부로 돌출된 부분은 리간드Ligand를 인식하는 포켓이 포함된 3차원 구조로 접혀 있다. 비유적으로 설명하자면 리간드는 열쇠고 포켓은 열쇠 구멍이다. 리간드가 포켓에 결합하면 단백질 내부 분절의 즉각적인 형태 변화가 발생한다. 외부 및 내부의 친수성 환경에 노출된 극성 그룹과 그 사이 소수성 영역을 가진 세포막 지질의 구조는 세포막에 유체의 특성을 부여한다. 따라서 세포막횡단 단백질은 본질적으로 지질층에 떠 있으며, 단백질 내부 분절이 세포 내의 구성요소에 고정돼 있지 않으면 세포막의 평면에서 이동하고 다른 단백질과 결합해 복합체를 형성할 수 있다.

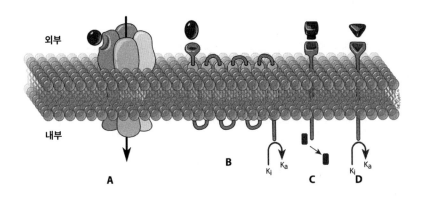

그림 4.2 세포막횡단 수용체 단백질은 이중 지질층 세포막에 걸쳐 있어 세포 외 공간과 신경세포 내부 간 통신을 가능하게 한다. 신호 전달은 리간드(둥근 원 등)가 수용체 외부 표면에 있는 부위에 결합해 세포 내부에서 반응을 유발할 때 일어난다. **(A)** 리간드가 중앙 채널(화살표)을 열어 이온이 세포막을 가로질러 흐를 수 있도록 하는 수용체 개폐 이온 채널. **(B)** 세포막을 여러 번 횡단하는 복합 수용체. **(C, D)** 단순한 수용체 유형. 리간드의 결합은 키나제를 활성화하거나(Ki에서 Ka로) 효소(직사각형)의 방출을 일으킨다. 활성화된 키나제와 방출된 효소는 세포의 다른 곳에서 이벤트를 중재하기 위해 이동할 수 있다.

침해수용기Nociceptor 말단에는 두 부류의 세포막횡단 단백질이 존재한다. 첫 번째 이온 채널Ion Channels은 중앙 채널 또는 구멍이 있는 세포막에 걸쳐진 여러 하위단위의 복합체다. 구멍은 세포막에 걸쳐 있어 외부의 친수성 환경을 내부와 연결한다. 각 이온 채널은 구멍을 통해 칼슘Ca++, 나트륨Na+ 또는 칼륨K+ 이온의 이동을 선택적으로 조절한다.[2] 평소에는 구멍이 닫혀 있지만 리간드가 결합하면 반응해 몇몇 채널이 열린다(그림 4.2 A). 그리고 리간드가 떨어져 나가고 채널이 닫힐 때까지 채널을 통해 이온이 빠르게 유입된다. 특히 칼슘 이온의 유입 조절과 관련된 리간드와 채널은 통증에 필수적인 많은 이벤트를 개시하기 때문에 중요하다. 나트륨과 칼륨 채널은 전압 변화에 따라 열리거나 닫히기 때문에 칼슘 이온과는 다르다. 전압 개폐 채널은 훨씬 더 복잡하며 이 장의 뒷부분에서 다시 설명한다.

다른 부류의 세포막횡단 단백질로는 신호 전달 과정을 담당하는 수용체Receptors가 있다. 신호 전달은 리간드가 수용체 외부에 있는 특정 부위에 결합할 때 시작되며, 말단 내에서 수많은 이벤트를 일으키는 수용체 내부 분절의 형태 변화를 유도한다(그림 4.2 C, D). 가장 흔한 것은 키나제Kinase로 알려진 효소의 활성화다. 키나제는 500개 이상이 있으며, 각각은 아데노신 삼인산ATP의 말단 인산기를 키나제의 표적 단백질 부위로 전달한다. 인산화Phosphorylation 반응은 단순해 보이지만 중요한데, 표적 단백질에 인산기를 첨가하면 기능이 변하기 때문이다.[3] 따라서 리간드와 수용체의 결합으로 발생한 신호 전달을 통해 각 세포는 특정 외부 환경의 변화에 대한 적절한 내부 반응을 끌어낼 수 있다.

침해수용성 신경세포의 말단에는 많은 수용체가 있고, 각각은 세포 밖의 특정 리간드에 반응한다. 각 수용체는 리간드가 수용체에 결합할 때 활성화되는 세포 내 특정 키나제와 연결된다. 예를 들어, 키나제에 의한 채널의 인산화는 상황에 따라 오가는 이온의 수를 늘리거나 줄일 수 있다. 단백질 키나제 AProtein Kinase A, PKA, 단백질 키나제 CProtein Kinase C, PKC, 단백질 키나제 GProtein Kinase G, PKG 통증 신호를 생성하는 데 중요한 역할을 하는 많은 키나제 중 일부지만 진통제 개발에 적합한 표적은 아니다. 왜냐하면 이들은 신체 전반에 걸쳐 다양한 세포 유형에 존재하고 기능을 차단할 경우 심각한 부작용이 나타나기 때문이다. 따라서 통증과 특별히 연관돼 있고 다른 세포 유형 사이에 분포가 제한적인 키나제만 논의할 것이다.

핀찔림 모델 재고

말단 세포막의 수용체와 채널이 상호작용해 통증 신호를 시작하는 방법을 이해하기 위해 단순한 핀찔림 모델을 다시 살펴보자(그림 4.3). 오른쪽 손가락이 바늘에 찔리고 피부를 관통한 바늘이 하부 조직에 약간의 손상을 입힌 상황을 다시 생각해보자. 이 경미한 부상으로 추가 손상을 피하고자 손가락을 즉각적이며 방어적으로 움츠렸다. 그 후 찔린 부위에서 오는 것으로 인식하는 급성(날카로운) 통증이 뒤따르고 통증은 빠르게 사라진다. 이때 바늘 끝이 피부 표면 바로 아래의 일부 세포를 터트려 내용물을 세포외 공간으로 방출하는 일이 일어나는데, 이들 중 아데노신 삼인산ATP이 있다. ATP는 에너지를 사용해 아데노신 이인산ADP에 인산기를 추가함으로써 생성된다. 이는 포도당을 연료로 사용하는 미토콘드리아나 태양으로부터 에너지를 얻는 엽록체에서 일어난다. ATP에 저장된 에너지는 세포의 다른 곳에서 반응을 유도하는 데 사용될 수 있고 키나제는 이

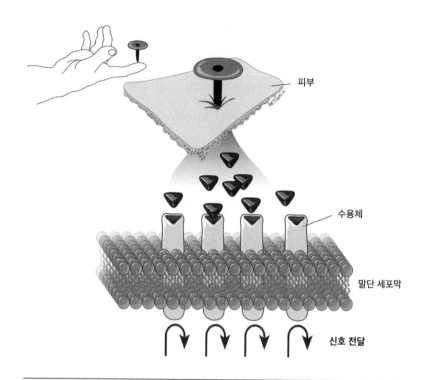

피부

수용체

말단 세포막

신호 전달

그림 4.3 단순한 핀찔림 모델
핀이 피부를 뚫고 기저 세포를 터트리면 말초신경 말단 세포막의 수용체에 결합하는 ATP(삼각형)
가 방출된다. ATP와 수용체의 결합은 수용체 내부 분절의 형태를 변형시켜 말단 내의 키나제 및 기
타 효소를 활성화한다(곡선 화살표). 이러한 신호 전달 이벤트는 신경 말단의 속성을 바꿔 이온 채
널을 열고 활동전위를 생성한다.

러한 반응의 촉매제다. 세포에서는 초당 수천 개의 반응이 발생하
고 ATP는 가장 풍부한 세포 구성요소 중 하나이므로 간질 공간에서
ATP가 발견된다는 것은 자연적으로 세포 손상이 일어났다는 증거
다. 따라서 말단 세포막 수용체에 ATP가 결합하는 것은 궁극적으로
고통스럽게 느껴질 신호의 시작이다.

더 정확히 말하면 ATP와 수용체의 결합은 말단 내부에서 신호 전달 이벤트를 개시하고 궁극적으로 신경세포와 표적 사이의 주요 통신 수단인 활동전위Action Potential(전기적 충동)를 유발한다. 3장에서 설명한 것처럼 활동전위는 체성감각계의 구성요소를 따라 빠르게 전파된다. 2차 신경세포의 축삭은 척수의 반대쪽으로 건너가 왼쪽 시상의 3차 신경세포를 활성화한 다음 왼쪽 대뇌피질과 통신한다. 따라서 핀찔림으로 인한 오른쪽 손가락 통증은 왼쪽 시상에서 인식되고 왼쪽 호문쿨루스의 회로를 통해 오른쪽 집게손가락에서 왔다고 여겨진다.

활동전위와 통증 강도

핀찔림 모델로 통증을 설명하다 보면 여전히 중요한 정보가 누락됐다는 것을 알 수 있다. 뇌 회로는 어떻게 핀찔림으로 인한 통증을 다른 심각한 부상으로 인한 극심한 통증과 비교해 상대적으로 경미하다고 인식할까? 대답은 통증의 강도가 손상 부위에서 발생하는 활동전위의 수로 암호화되기 때문이다. 중요성을 감안해 활동전위의 생성을 좀 더 자세히 살펴보자.

1952년 앨런 로이드 호지킨Alan Lloyd Hodgkin과 앤드루 필딩 헉슬리Andrew Fielding Huxley는 활동전위의 개시와 전파의 기초가 되는 이온 메커니즘을 설명하는 모델을 제시했다. 이들의 연구는 오징어의 거대 축삭을 활용했는데, 신경과학의 발전은 단순 무척추동물 시스템 연구에서 비롯됐고, 이들은 이 업적으로 1963년 노벨 생리의학상을 받았다. 활동전위는 말단 세포막의 채널을 통한 이온의 이동으로 생성된다(그림 4.4). 신경 말단 내부와 외부의 칼륨 및 나트륨 이온 농도는 차이가 크다. 내부의 칼륨 이온 농도는 외부에 비해 20배가 높은 반면, 나트륨 이온의 농도는 내부에 비해 외부가 15배 더 높다. 이와 같은 이온 간 농도 차이는 외부 대비 내부에 -70mV(밀리볼트)의 전위차를 생성하고 이를 휴지기 또는 평형 상태라고 한다. 이런 농도 차이로 인해 나트륨 이온은 채널을 통해 말단 내부로 들어가려고 하는 반면, 칼륨 이온은 채널을 통해 나가려고 한다. 휴지기 상태에서 각 채널의 게이트는 기본적으로 닫혀 있고 우리가 통증을 느끼지 않기 때문에 이온들은 준비된 상태에 머문다. 그런데 손상된 세포로부터 방출된 ATP 또는 기타 유해 물질이 수용체에 결합하면 칼슘 채널이 열려 외부 공간의 칼슘이 신경 말단으로 들어온다. 칼슘의 유입은 일부 나트륨 채널의 게이트를 열고, 나트륨 이온의 유입은 말단 내부를 양성으로 만들기 시작한다. 나트륨 이온의 유입이 특정 역치Threshold 수준을 넘어서서 전위가 -70mV에서 -55mV로 바뀌면 더 많은 나트륨 게이트가 열려 급격한 탈분극Depolarization이 발생한다. 전기생리학자는 작은 전극을 조직에 이식하고 오실로스코프(특정 시간 대역의 전위 변화를 볼 수 있는 장치로 주기적으로 반복되는 전자 신호를 표시하는 데 사용한다. ―옮긴이)를 이용해 전위 변화를 모니터링할 수 있다. 나트륨 유입은 막 전위의 급격한 상승으로 나타난다. 유입이 역치 수준을 초과하면 프로세스를 중단할 수 없고 온전한 활동전위가 발생한다(그림 4.4).

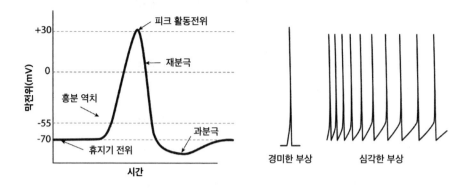

그림 4.4 좌: 활동전위. 신경 말단 내의 휴지기 막전위는 -70mV다. 부상 후 신호 전달 이벤트는 일부 나트륨 채널의 개방으로 이어지는 칼슘의 유입을 일으킨다. 막 전위의 변화가 역치 수준에 도달하면 더 많은 나트륨 채널이 열리고 말단이 탈분극돼 활동전위의 상승 단계가 나타난다. +30mV의 피크 진폭에서 나트륨 채널은 갑자기 닫히고 칼륨 채널이 열린다. 칼륨의 유출은 과분극을 일으키는 활동전위의 하강 단계에 이르고 정상 휴지기 전위로 회복된다. **우:** 경미한 부상은 단일 활동전위를 유발하는 반면 심각한 부상은 많은 활동전위를 유발한다.

이는 실무율All or None Law(어떤 자극을 감지할 때는 일정 크기 이상의 자극을 가해주어야 하며, 자극을 느낄 수 있는 일정 크기 이상의 자극이 주어지면 반응의 크기는 더 이상 커지지 않고 일정한 값을 갖는다는 법칙—옮긴이)에 해당한다. 나트륨의 유입은 최종적으로 내부 전위가 약 +30mV에 도달하도록 하며, 이는 활동전위의 최대 높이로 파동의 진폭Amplitude으로 알려져 있다. 이후 나트륨 게이트는 닫히기 시작하고 칼륨 게이트가 열리면서 칼륨을 외부로 몰아내어 내부 전위를 다시 음성으로 만든다. 활동전위가 하락 단계에 접어들면 내부 전위는 -80mV의 과분극Hyperpolarization 상태에 도달한다. 이 기간에 다른 활동전위가 발생할 수 없기 때문에 과분극의 지속 시간이 중요하다. 마지막으로 마지막으로 칼륨 게이트가 닫히고 나트륨 및 칼륨 펌프의 도움으로 평형 상태가 회복되는데 이 모든 과정이 몇 천분의 1초 안에 발생한다.[4]

나트륨 및 칼륨 채널은 말단에 국한되지 않고 1차 침해수용성 신경세포의 말초 및 중추 프로세스를 따라 분포한다. 이들 채널은 휴지기 전위의 변화에 반응하기 때문에(전압 의존 게이트) 말단에서 활동전위가 생성되면 인접한 신경세포 프로세스의 나트륨 채널이 열릴 것이다. 해당 영역에서 활동전위를 생성하고, 인접한 영역을 활성화시키는 식이다.[5] 이렇게 말초신경 말단에서 생성된 각 활동전위는 동일한 크기로 프로세스에서 생성되고 척수까지 전파된다. 신호가 빠른 속도로 이동해 피부 말단에서 중추신경계에 도달하는 데는 불과 몇백분의 1초밖에 걸리지 않는다. 속도는 부상 발생을 전달하는 데 필수적이다.[6] 전선을 통해 흐르는 전기와 마찬가지로 활동전위는 말초신경에서 척수 및 뇌로 정보를 신속하게 전달하는 방법을 제공한다.

여기서 가장 중요한 것은 부상에 대한 정보가 1차 침해수용성 신경세포의 프로세스를 따라 이동하는 과정에서 진폭이 아니라 활동전위의 수로 암호화된다는 것이다. 따라서 통증 강도는 얼마나 많은 1차 신경세포가 활성화됐는지에 달려있다.

시냅스와 부상반응

지금까지의 논의를 통해 1차 신경세포의 중추 프로세스가 척수의 후각 내에서 분기된다는 것을 알고 있다. 하나는 손가락의 빠른 반사적 움츠림을 매개하는 신경세포와 통신하고, 다른 하나는 축삭이 시상으로 올라가는 2차 침해수용성 신경세포를 활성화해 국소 통증을 유발한다. 이제 우리는 중추 프로세스를 따라 이동하는 활동전위가 두 가지 반응에 모두 관여한다는 것을 이해했다. 그러나 활동전위는 전기 신호일 뿐이다. 이들이 표적에 어떤 영향을 미치는지 이해하려면 중추 프로세스가 표적과 통신하는 지점에 있는 시냅스Synapses의 구조와 기능을 살펴봐야 한다. 각 중추 프로세스는 표적의 수상돌기에서 시냅스후 말단에 가깝게 위치한 시냅스전 말단으로 끝난다(그림 4.5). 두 끝 사이의 공간을 시냅스 틈새Synaptic Cleft라고 한다.

시냅스전과 시냅스후 말단 및 시냅스 틈새는 화학적 시냅스 Chemical Synapse를 형성한다.[7] 20세기 후반에 시작된 연구는 시냅스 형태에 대한 세밀한 설명과 시냅스의 기능을 매개하는 분자 이벤트를 제공했다. 시냅스전 말단은 축삭보다 부피가 훨씬 크며 신경전달물질로 채워진 작은 소낭 집단을 포함한다. 시냅스 연결의 특수한 기능을 밝히는 신경전달물질은 다양하다. 활동전위가 시냅스전 말단에 도달하면 칼슘 이온이 말단 내로 유입돼 소낭막이 바깥 세포막과 융합되도록 한다. 이 과정을 세포외배출Exocytosis이라 하며, 소낭 내용물이 시냅스 틈새로 방출된다(그림 4.5). 방출된 신경전달물질은 틈새를 가로질러 확산돼 시냅스 후막 표면에 있는 해당 수용체에 결합한다. 다음에 일어나는 이벤트는 표적에 달려있다.

이제 바늘로 찔린 부위에서 생성된 활동전위가 1차 신경세포 중추 프로세스의 두 가지에 도달할 때 어떤 일이 발생하는지 자세히 살펴보자. 개재신경세포의 시냅스에서 방출된 신경전달물질은 운동신경세포의 시냅스로 전파될 활동전위를 이끌어낼 것이다. 이는 차례로 정중신경의 가지 내에서 운동신경세포의 축삭을 따라 전파되고 검지의 굴곡근에 있는 시냅스에 도달하는 활동전위를 생성한다. 그리고 이 활동전위는 아세틸콜린(줄무늬 근육의 신경전달물질)을 방출해 근육을 수축시킨다. 이것이 핀찔림이 손가락을 보호하기 위해 움츠림을 유지하는 경로다.

중추 프로세스는 또한 2차 침해수용성 신경세포와 시냅스를 이루는데, 왜 이런 연결이 필요한지 궁금할 수 있다. 1차 신경세포의 중추 프로세스 가지는 뇌로 직접 갈 수도 있지만, 화학적 시냅스를 통해 정보 전달을 조절하기 위함이고 이를 위해 여기에 2차 신경세포가 필요하다. 사실 1차 및 2차 신경세포 간 시냅스는 시상으로 가는 관문이기 때문에 통증 조절의 필수 부위다. 이 과정이 어떻게 일어나는지 이해하기 위해 핀찔림 후 시냅스의 기능을 살펴보자.

1차 신경세포의 시냅스전 말단에 있는 소낭은 침해수용의 주요 신경전달물질인 글루타메이트Glutamate를 함유한다. 바늘에 찔린 부위의 활동전위가 도착하면 소낭이 움직여 시냅스전 세포막과 융합하고 글루타메이트를 틈새로 방출한다. 글루타메이트는 2차 신경세포의 시냅스후 말단 세포막으로 확산돼 AMPA 수용체와 결합한다(그림 4.5). 이 수용체는 전압이 아닌 글루타메이트 리간드에 의해 활

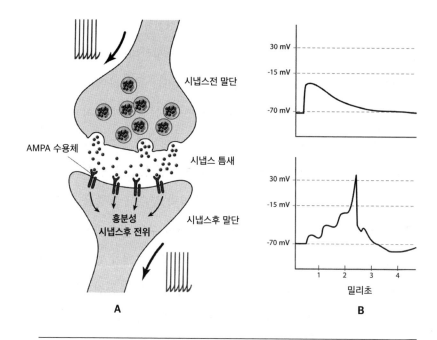

그림 4.5 시냅스 구조와 기능
(A) 신경전달물질을 함유하는 소낭이 있는 시냅스전 말단, 시냅스 틈새 및 세포막에 수용체를 가지고 있는 시냅스후 말단을 보여준다. **(B)** 위: 시냅스후 말단에서 발생한 흥분성 시냅스후 전위(Excitatory PostSynaptic Potential, EPSP)・아래: 3개의 EPSP 신호가 합쳐져 활동전위를 생성한다.

성화되고 구조에 이온 채널이 내장돼 있기 때문에 전통적인 수용체와 다르다. 이 같은 수용체를 이온성Ionotropic이라고 하며, AMPA 수용체는 침해수용의 주요 매개체다. 수용체에 글루타메이트가 결합하면 채널이 직접 열리고 나트륨 이온이 유입된다. 비교적 오랜 기간 열려 있을 수 있는 전압 개폐 채널과 달리 AMPA 수용체 채널은 글루타메이트 농도에 따라 빠르게 열리고 닫힌다. 말단으로 가는 나트륨의 흐름은 막전위를 증가시키고(양전하 증가) 홍분성 시냅스후 전위Excitatory Postsynaptic Potential, EPSP를 생성한다(그림 4.5). 주어진 AMPA 채널이 열려 생성된 EPSP의 크기는 글루타메이트 농도에 따라 다르지만 전체 말단 내의 EPSP는 가산적이며 역치 수준에 도달하면 2차 신경세포에서 활동전위가 생성된다. 그런 다음 활동전위는 시상의 3차 신경세포로 전파돼 핀찔림 통증을 인식하고 감각 호문쿨루스 회로를 통해 찔린 집게손가락 부위에 통증을 귀속한다. 이때 손상 부위에서 들어오는 활동전위의 수는 방출된 글루타메이트의 양 및 뇌로 나가는 활동전위의 수와 상관관계가 있음을 유의하자. 따라서 바늘에 찔린 부위에서 발생한 소수의 활동전위는 짧은 기간의 경미한 통증으로 해석된다. 심각한 부상의 반응으로 일어나는 일은 더 복잡하며 다음 장에서 자세히 논의할 것이다.

나트륨 채널

활동전위는 글루타메이트와 이온성 AMPA 수용체와의 결합을 통해 생성된다. 침해수용에서 가장 중요한 채널은 축삭을 따라 활동전위의 전파를 담당하는 전압 개폐 나트륨 채널이다. 나트륨 채널이 통증에 필수적이라는 인식은 20세기 후반에야 이루어졌다. 하지만 실제로는 이미 수십 년 전에 개발돼 통증 관리의 일부가 된 치료제의 알려지지 않은 표적이었다.[7] 1905년 알프레드 아인호른Alfred Einhorn가 합성해 효과적인 국소마취제로 입증된 노보카인Novocaine에 대해 들어봤을 것이다. 노보카인은 의식이나 인지에 나쁜 영향 없이 약 30분 동안 주사 부위의 감각 상실을 일으켰다. 그 후 많은 '카인' 유도체들이 개발됐지만 마취가 오래가지 못했다. 또한 외과의들이 전신마취제 사용을 선호했기 때문에 수술 중 통증을 예방하기 위해 약제가 사용될 것이라는 희망은 실현되지 않았다. 그럼에도 리도카 인Lidocaine과 같은 약제는 통증 없이 구멍을 뚫을 수 있기 때문에 치과에서 널리 사용되고 있다.

모든 노보카인 유도체는 친유성이며 나트륨 채널을 차단해 효과를 발휘한다. 리도카인이 효과적인 마취제라는 실험적 발견과 전압 개폐 나트륨 채널에만 작용한다는 증거를 근거로 오래 지속되는 나트륨 채널 차단제를 개발하면 만성통증 환자에게 크게 도움이 될 것이라고 기대했다. 하지만 '마법의 총알'에 대한 많은 연구와 마찬가지로 복잡한 문제로 인해 연구는 예상보다 더 어렵게 진행됐다.

문제의 핵심은 전압 개폐식 나트륨 채널에 여러 유형이 있다는 것이다.[8] 전형적인 나트륨 채널은 알파 및 베타 소단위Subunit로 구성된다(그림 4.6). 알파 소단위는 단백질이 여러 번 앞뒤로 막을 횡단해 도메인Domain(영역)을 생성하기 때문에 매우 복잡하다. 각 알파 유닛에는 전압 감지 영역과 채널 활동을 조절할 수 있는 내부 루프의 여러 부위에 인접한 이온 전도 채널이 있다. 한편 베타 소단위는 채널의 전반적인 기능을 조절한다. 나트륨 채널의 구조는 복잡할 뿐만 아니라 인간 유전체는 아홉 개의 알파 소단위에 대한 암호를 가지고 있다.

이는 각각 고유한 특성과 반응을 갖는 전압 개폐 나트륨 채널의

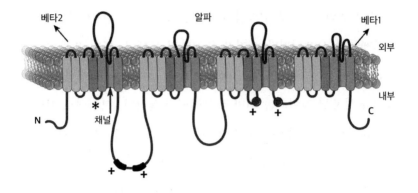

그림 4.6 전압 개폐 나트륨 채널의 알파 소단위
채널 단백질은 막을 여러 번 횡단해 외부와 내부에 루프를 만든다. 베타 소단위와 상호작용하고 나트륨이 전압 감지 영역(*)과 채널 활동을 조절할 수 있는 내부 루프(+)의 여러 부위에 인접한 세포로 들어가는 채널을 포함한다. 채널 단백질의 양쪽 끝은 내부에 있으며 이는 세포막횡단 수용체 단백질과 다르다(자세한 내용은 주석 8 참조).

하위 유형이 적어도 아홉 개가 있다는 의미로, 신경과학자들은 이들을 NaV1.1-NaV1.9로 지정했다. 부상에 대한 반응으로 방출되거나 생성된 다양한 물질이 채널의 특정 부위를 선택적으로 인산화하는 다양한 키나제 경로를 활성화한다는 것을 기억하자. 이론적으로 이러한 부위는 특정 채널과 이들이 신호하는 모든 통증을 차단하는 표적이 될 수 있다. 그중에서도 NaV1.7과 NaV1.8은 둘 다 C형 침해수용성 신경세포에서 발견된다. 특히 NaV1.7은 신경세포 말단에 국한돼 있기 때문에 더욱 중요하다. NaV1.8은 테트로도톡신TTX[9]에 내성을 보이고 다양한 물질에 의해 일어난 인산화가 증가된 통증 인식과 관련돼 있기 때문에 독특한 채널이다.

어떤 아형이 통증에 가장 중요한지에 대한 증거가 불명확하기 때문에 어느 아형에서든 인산화 부위 특이적 저해제를 개발하는 것이 가치 있는 접근인지 여부는 앞으로 해결해야 할 과제다. NaV1.7이 사람의 발작성 통증장애와 관련돼 있다는 많은 임상 증거가 있기 때문에 가장 유망한 표적 후보는 NaV1.7이다. 또한 NaV1.7 채널 단백질의 선천적 돌연변이는 통증 감각을 완전히 제거해 날카로운 물체와 접촉하거나 뜨거운 물질에 닿은 것과 같은 타는 듯한 자극이 통증 감각을 전혀 유발하지 못하게 한다. 환자 대상 연구는 통증에서 NaV1.7의 중요성을 보여줬지만 실험실 연구는 채널을 통한 나트륨 유입 조절이 이전에 생각했던 것보다 훨씬 더 복잡하다는 것을 보여준다. 관련된 내부 루프에는 많은 키나제와 인산화 부위가 있으므로 나트륨의 순 유입은 단일 부위의 인산화가 아니라 여러 부위의 통합된 인산화에 의해 조절된다. 따라서 한 개의 인산화 부위를 차단하는 것은 성공적이지 않아 보인다. 그럼에도 복잡한 과정이 필요한 이유는 생성된 활동전위는 많은 결과를 가져오기 때문에 엄격하게 통제돼야 하기 때문이다. 채널을 활성화하기 위해 여러 단계가 필요하다는 것은 단일 이벤트로 충분하지 않다는 것을 의미한다.

적응

5

적응은 통증을 조절한다

4장에서 집게손가락이 바늘에 찔렸을 때 일어나는 반응과 관련해 상대적으로 단순한 분자 메커니즘을 설명했다. 부상이 경미할 경우 모든 반응은 부상 후 수초 내에 일어나고 통증은 상대적으로 빨리 사라진다. 반면, 심각한 부상은 통증이 더 심하고 오래 지속되기 때문에 당연히 더 끔찍하다. 심하고 오래 지속되는 통증에는 다른 그룹의 침해수용성 신경세포가 관여하고 있다고 추측할 수 있으나 이는 정확한 것이 아니다. 급성 통증에 관여하는 1차, 2차 및 3차 침해수용성 신경세포는 지속적 통증에도 관여하며 시상과 피질의 회로 역시 동일하다. 그렇다면 비교적 단순한 시스템이 어떻게 통증의 강도와 기간이 부상의 심각성에 상응하도록 작동할 수 있을까? 답은 적응으로 알려진 프로세스가 통증 반응을 조절하기 때문이다. 적응은 신경가소성Neuronal Plasticity[1]의 한 형태로 신경계가 이벤트에 적응하는 타고난 능력이다.

통증 인식에 대한 적응성 조절은 신경 말단과 1차 및 2차 신경세포 사이의 모든 시냅스에서 일어난다. 통증 경로에 있는 신경세포의 고유한 프로세스에 의해 두 부위 모두에서 조절된다. 8장에서 설명할 중요한 외부 영향도 존재한다. 신경 말단에서 일어나는 사건을 이해하기 위해 전구를 켜거나 끌 때 사용하는 스위치를 다시한번 떠올려 보자. 빛의 양을 세밀하게 조절하고 싶은 경우 스위치를 가변저항기(저항을 변화시켜 전류를 제어하는 데 사용되는 기기—옮긴이)로 바꿔 전구를 켜고 끌 수 있을 뿐만 아니라 흐리거나 밝게 할 수도 있다. 이와 유사하게 발생하는 활동전위의 수를 늘리거나 줄이기 위해 말단 세포막의 역치를 변경시킴으로 통증의 심각성과 지속시간을 조절할 수 있다. 본질적으로 적응은 1차와 2차 신경세포에 고유한 수용체와 채널의 기능을 조절함으로 통증에 대한 인식을 변화시킨다.

심각한 부상에 대한 말초신경 말단의 반응

만성통증은 여러 면에서 적응이 잘못된 것으로 간주하기 때문에 그동안 적응의 기초가 되는 분자 메커니즘을 이해하는 데 많은 노력을 기울였다. 오른쪽 집게손가락을 심하게 베어서 하부 피부 조직에 심각한 부상을 입었다고 생각해보자. 많은 세포가 파괴됐기 때문에 방출된 ATP 양은 핀에 찔린 경우에 비해 훨씬 많다. 여기서 우리는 몇 가지를 예견할 수 있다. 첫째, 더 많은 활동전위가 생성될 것이다. 둘째, 생성된 활동전위는 척수로 전달돼 손가락을 움츠리게 하는 반사반응을 일으키고, 2차 신경세포에서 많은 활동전위가 생성되게 할 것이다. 셋째, 이 신호는 시상에 도달해 핀에 찔린 것보다 훨씬 강렬한 통증을 인식하게 할 것이다. 마지막으로, 호문쿨루스로 전달된 신호는 부상을 오른쪽 집게손가락으로 귀속시킬 것이다. 이 모든 경로는 바늘에 찔린 후 설명된 경로와 동일하기 때문에 익숙하지만 한 가지 눈에 띄는 차이점이 있다. 손가락에 심각한 손상을 입었기 때문에 통증 지속시간이 현저히 증가하고, 손가락을 보호하기 위해 치유될 때까지 부상에 대한 자각이 유지돼야 한다는 것이다. 따라서 통증은 바늘로 찌르는 경우처럼 몇 분에서 몇 시간이 아니라 몇 시간에서 하루 이상 지속된다. 통증 경로의 신경세포가 부상의 심각성에 적응하는 방법은 흥미롭고 복잡하다.

더 많은 ATP가 주변 영역으로 방출되는 것 외에도(그림 5.1) 베임은 흥분한 신경 말단 자체에서 여러 물질을 방출시킨다. 이 중 칼시토닌 유전자관련 펩타이드Calcitonin Gene-Related Peptide, CGRP와 P물질Substance-P은 주변 혈관의 혈관 투과성을 증가시켜 부상 주변에 부종과 발적을 일으킨다. 주변에서 불러들인 비만세포는 통증 신호의 시작에 중요한 역할을 하는 프로스타글란딘 전구체를 생성하는데, 이는 베임의 직접적인 결과다. 그리고 잠재적인 병원체를 무력화시키고 손상된 조직에서 파편을 제거하는 역할을 하는 면역세포가 해

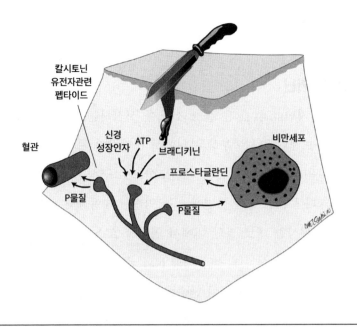

그림 5.1 피부 아래 깊숙이 베인 상처는 침해수용성 신경세포의 말단과 상처 부위로 이동한 면역세포에서 여러 물질을 방출시킨다. 이 물질들은 부상 주변의 현장을 극적으로 변화시키고 척수와 뇌로 전파될 활동전위를 이끌어낸다.

당 부위에 침범한다. 신경성장인자Nerve Growth Factor, NGF와 이들 세포에서 방출된 기타 물질들은 염증을 일으키고 1차 신경세포의 말단 주변 공간에 남게 된다(그림 5.1). 통증의 가장 중요한 염증성 매개체는 7장에서 논의할 것이다. 일부 매개체는 부상에 직접적으로 영향을 받지 않은 근처의 침해수용성 신경세포의 말단을 활성화시키기 위해 확산될 수도 있다. 이렇게 하면 더 많은 신경세포가 척수로 신호를 보내고 통증 부위를 확장하기 때문에 반응이 증폭된다. 이제 진통제 개발의 중요한 잠재적 표적인 두 물질에 초점을 맞춰 설명해보자.

브래디키닌

브래디키닌Bradykinin은 통증 신호를 시작하는 데 다양한 역할을 한다. 브래디키닌은 부상 부위에서 분자량이 큰 혈장 단백질이 잘린 후 유리되는 아홉 개의 아미노산으로 구성된 노나펩타이드Nonapeptide다.[2] 신경 말단 표면에 있는 막횡단 수용체와 결합한 브래디키닌은 예상한 대로 말단 내에서 일련의 효소 반응을 일으킨다. 이는 키나제를 활성화해 전압 개폐 Na+ 채널 부위에 ATP 말단 인산기의 전이를 촉매한다. 이 단순한 인산화 반응은 채널의 역치를 낮춰 정상 상태에서는 어떤 효과도 일으키지 않을 자극에 반응해 활동전위를 생성하는 대단한 결과를 불러온다. 달리 표현하면 신경 말단이 자극에 예민해진Sensitized 것이다.[3] Na+ 채널의 인산화는 번역후 반응Posttranslational Reaction의 한 예다. 번역Translation은 아미노산들이 단백질로 조립되는 메커니즘을 말하며, 이는 신경 세포체 내에서 일어난다. 따라서 번역후 반응은 이미 생성된 단백질의 변형을 의미하며 신경세포의 어느 곳에서든 일어날 수 있다. 그러나 번역후 변화는 쉽게 되돌릴 수 있기 때문에 일시적이다. 예를 들어, 포스파타제Phosphatase(인산가수분해효소)는 채널과 수용체에서 인산기를 제거해 시스템을 부상 없는 상태로 회복시킨다.

과민성에 대한 직접적인 역할 외에 수용체에 결합한 브래디키닌은 포스포리파제Phospholipase로 알려진 효소를 활성화한다. 이 효소는 세포막에 있는 인지질에 작용해 아라키돈산Arachidonic Acid을 말단 주변 공간으로 방출시킨다. 그리고 비만세포로 유입된 아라키돈산은 시클로옥시게나제Cyclo-OXygenase, COX로 알려진 효소의 작용을 받아 프로스타글란딘Prostaglandin으로 변환되는데(그림 5.1), 프로스타글란딘은 과민성에 기여해 통증을 악화시키는 것으로 유명하다. 이때 COX 효소는 살리실산 유도체에 의해 저해되며, 유도체이자 아스피린으로 널리 알려진 아세칠살리실산Acetylsalicylic Acid은 가장 효과적이며 세계적으로 널리 사용되는 진통제다. 살리실산의 진통 효과는 천년 전 고대 의사들이 버드나무 껍질 추출물을 사용해 통증을 완화하면서 발견됐다. 버드나무는 샐릭스Salix속에 속하고, 버드나무 껍질은 살리실산을 함유하고 있다. 이로써 통증을 완화하기 위해 아스피린을 복용하는 이유를 이해할 수 있다.

신경성장인자

적응에 관여하는 또 다른 핵심 인자는 신경성장인자NGF로 여러 세포 유형에 존재하는 더 큰 전구체에서 절단돼 생성된 또 다른 작은 펩타이드다. 처음에는 배아 발달 시기에 신경의 성장을 촉진하는 능력으로 알려졌지만, 실제 역할은 성인의 통증 신호 전달에 기여하기 때문에 신경성장인자라는 이름은 다소 부정확한 명칭이다.[4] 실제로 NGF를 피부에 투여하면 1~3시간 이내에 통증이 유발된다는 실험적 근거를 바탕으로 제약 산업은 진통제 개발을 위해 NGF를 표적으로 삼았다. NGF는 부상 부위로 방출될 때 통증에 대한 신호 생성에 여러 가지 중대한 영향을 미친다. 이러한 모든 효과는 1차 침해수용성 신경세포의 말단과 부상 부위로 동원된 비만세포에 선택적으로 발현되는 막 수용체Tropomyosin receptor kinase A, TrkA에 의해 매개된다. NGF가 비만세포의 TrkA 수용체에 결합하면 염증성 통증에도 기여하는 히스타민과 세로토닌(5HT)이 방출된다.

종합하면 브래디키닌과 NGF에 의해 매개되는 이벤트는 말초 과민성Pheripheral Sensitization을 일으키며, 이는 두 가지 통증 관련 현상을 부분적으로 설명하는 중요한 적응 형태다. 첫 번째는 무해통증Allodynia으로 정상적으로는 통증을 유발하지 않는 자극에 대한 고통스러운 반응으로 정의된다. 예를 들어 바늘로 찔리거나 베인 부위에 브래디키닌이나 NGF를 바르면 피부를 만지는 것만으로도 매우 고통스러울 것이다. 두 번째는 통각과민Hyperalgesia으로 부상당한 부위를 누르는 것과 같이 일반적으로 약간의 통증을 유발하는 자극이 통증을 증가시킨다. 따라서 무해통증과 통각과민은 부상의 심각성에 따라 통증의 수준과 정도를 미세 조정할 수 있는 능력을 반영한다.

말초 과민성이 얼마나 오래 지속되는지 정확히 알 수 없으나 가장 그럴듯한 대답은 일시적이라는 것이다. 연구에 따르면 브래디키닌의 효과는 단 몇 분 동안만 지속되며 말단 부상에 의해 시작되는 많은 중요한 변화는 번역후 변화의 결과다. 우리가 언급한 한 가지 예는 키나제로 인한 나트륨 채널의 번역후 인산화였다. 번역후 변화는 인산가수분해효소의 작용으로 인산기를 제거함으로 채널을 원래 휴지 활성 수준으로 쉽게 되돌릴 수 있기 때문에 수명이 짧다. 키나제 매개 인산화를 통해 이벤트를 시작하고 포스파타제 매개 탈인산화를 통해 이벤트를 종료하는 능력은 세포가 변하는 상태에 빠르게 적응할 수 있는 한 가지 방법이다.

모든 통증은 동일하지 않다

지금까지 병변의 신호가 어떻게 통증으로 인식되는지 설명했지만 신호가 뇌에 도달하는 시간적 순서와 질은 통증마다 다를 수 있다. 집게손가락의 심각한 부상을 다시 한번 생각해 봄으로써 통증에 대한 이해를 수정할 필요가 있지만, 이번에는 통증의 본질에 초점을 맞춰 보자. 처음 반응은 국소적으로 찔리거나 베이는 통증이고 이어서 더 광범위하고 둔한 작열감, 욱신거림 또는 쑤시는 것으로 인식되는 강렬한 통증이 따라온다. 논의한 바와 같이 첫 번째 유형의 통증은 빠르게 감소하고 쉽게 구할 수 있는 진통제에 반응하며 일반적으로 큰 문제가 되지 않는다. 반면 두 번째 유형은 훨씬 더 심각하며 C형 신경세포에 기인한다. 하지만 우리가 말초의 이벤트가 다양한 유형의 고통을 유발하는 방법을 완전히 이해하고 있다고 말할 수는 없다. 예를 들어, 최근 신경교세포Glial Cell의 신경망이 피부 바로 아래에서 발견됐다. 대부분의 신경교세포는 신경세포와 밀접하게 연관돼 있지만, 이들은 독립적이며, 으스러뜨리는 타격과 같은 기계적 부상으로 인한 통증 발생에 중요한 역할을 한다. 발생 원인을 이해하려면 더 많은 연구가 필요하지만 신경교세포는 중추신경계와 연결돼 있지 않기 때문에 1차 침해수용성 신경세포의 말단에 영향을 줌으로써 기능해야 한다. C형 신경세포는 말초 과민성을 유발하는 이벤트에 의해 활성화되고 지속성 및 만성통증을 이해하는 데 가장 중요하기 때문에 이제 C형 신경세포에 다시 초점을 맞출 것이다. 침해수용체가 없는 사람은 선천적으로 통증에 대한 감수성이 없거나 감소한다. 마지막으로 C형 신경세포는 화학적 및 열 자극에 반응하고 작열통Burning Pain에 대한 정보를 전달한다. 작열통은 만성 질환과 관련이 있으므로 관련 메커니즘을 살펴보자.

열 통증

동물의 생존은 조직 손상을 유발할 수 있는 상황을 감지하고 피하는 능력에 달려 있다. 4장에서 우리는 피부를 관통하고 하부 조직을 손상시킨 부상에 대한 반응을 논의했다. 극한의 온도 또한 조직을 손상시키고 작열통을 유발할 수 있다. 온도를 인식하는 방법은 그리스와 로마 철학자들을 매료시킨 흥미로운 주제였으며, 관련된 주요 구성요소를 알게 된 것은 비교적 최근이다. 연구 결과 감각 신경세포의 말단 세포막에 존재하는 일과성 수용체 전압 바닐로이드Transient Receptor Potential Vanilloid, TRPV 채널 패밀리를 통해 온도 변화를 감지한다는 것이 밝혀졌다.[5] 온도 변화로 이러한 채널이 열리면 말단으로 이온이 유입돼 활동전위가 생성되며, 활동전위의 수는 온도가 증가함에 따라 증가한다. 일부 TRPV 패밀리군은 43℃까지 정상 범위로 간주되는 온도에 특이하게 반응한다. 다른 두 채널은 조직 손상을 일으킬 수 있는 온도에 의해서만 활성화되기 때문에 특히 중요하다. TRPV1은 40~50℃ 범위에서 반응하는 반면 TRPV2는 50~60℃ 사이의 온도에 반응한다. 43℃는 사람의 통증 역치에 가깝고 C형 침해수용성 신경세포의 활성화 역치에도 가깝다. TRPV1은 신경세포의 말단에 존재하고, 섬유근육통 및 대상포진 후 신경통과 같은 병적 통증 상태에서 작열통을 일으키는 데 기여하며, 염증에서의 역할이 있기 때문에 광범위하게 연구됐다. 이에 대해서는 7장에서 자세히 논의할 것이다.

이전에 논의한 나트륨 채널과 마찬가지로 TRPV1은 세포막횡단 단백질 복합체다. 그러나 나트륨 채널과 달리 TRPV1은 온도 역치에서 열리는 열 개폐 이온 채널로 칼슘이 말단에 들어가게 한다. 우리는 이것이 나트륨 채널의 활성화와 활동전위의 생성을 유발한다는 것을 이미 알고 있다. 또한 피부 온도가 올라감에 따라 TRPV1 채널의 활성화 역치가 감소해 채널이 민감해지고 있음을 의미한다. 따라서 일반적으로 약간의 활동전위를 유발해 경미한 통증만을 유발하는 온도가 더 많은 활동전위를 생성해 더 심한 통증을 유발할 것이다. 열성 통각과민Thermal Hyperalgesia은 햇볕에 탔던 피부에 가벼운 열을 가할 경우 햇볕에 타지 않았을 때보다 훨씬 더 많은 통증을 유발한다는 사실을 상기하면 이해하기 쉽다. 대부분의 사람은 고추를 먹었을 때 혀가 타는 듯한 감각을 경험했을 것이다.[6] 이것은 고추에 들어 있는 매운 성분이자 TRPV1 채널의 직접적인 활성화제 Agonist(효능제)인 캡사이신Capsaicin 때문이다. 캡사이신은 강렬한 작열감을 유발하지만 고농도에서는 채널 통로를 닫아 TRPV1을 빠르게 둔감Desensitizes시킨다. 정확한 기전은 아직 연구 중이지만 임상의들은 이 특이한 특성을 이용해 캡사이신을 골관절염, 섬유근육통 및 말초신경병증을 포함한 다양한 상태의 통증을 완화하는 데 사용한다. 경미한 부상으로 인한 통증은 소량의 캡사이신이 함유된 외용 크림을 바르면 완화될 수 있다.

직접적인 화상에 대한 반응으로 TRPV1이 활성화되는 것 외에도 부상 후 열성 통각과민이 발생하기도 한다. 즉, 부상 부위에 가벼운 열을 가해도 통증이 발생한다. 사람은 심각한 위협에 대응하기 위한 대체 메커니즘을 제공하는 방식으로 진화했으며, 백업 시스템을 보유하는 것은 생존 가능성을 높인다. 따라서 TRPV1이 브래디키닌과 NGF에 의해 활성화된다는 것은 놀라운 일이 아니다. 연구에 따르면 사람의 피부에 브래디키닌을 주사하면 용량에 따라 통증과 열성 통각과민이 발생한다. 메커니즘은 우리가 예측하는 것과 정확히 일치한다. 브래디키닌은 말단 세포막의 수용체에 결합해 TRPV1을 인산화하는 키나제를 활성화하고, 칼슘 유입을 제어하는 이온통로가 낮은 온도에서 열려 더 많은 활동전위가 생성되도록 구조를 변경한다.

NGF는 TRPV1의 기능에 두 가지 방식으로 영향을 미치기 때문에 더 복잡하다. 첫 번째는 NGF가 TrkA 수용체와 결합해 키나제를 활성화하면 TRPV1이 인산화되고 그 결과 세포 내로 유입되는 칼슘이 증가한다. 두 번째는 막에 TRPV1 채널을 가지고 있는 작은 소낭이 신경 말단 내부에 있다는 새로운 발견이다. 부상에 대한 반응으로 NGF가 TrkA와 결합하면 소낭이 이동해 신경 말단의 외부 막과 융합되고 표면의 TRPV1 채널 수가 증가한 결과 더 많은 활동전위가 생성된다. 두 메커니즘 중 어느 것이 더 중요한지는 명확하지 않다. 분명한 것은 열성 통각과민이 지속적인 작열통을 수반하며 TRPV1이 이 과정의 중심 구성요소라는 것이다. 결과적으로 이러한 유형의 통증을 예방하거나 완화하기 위해 TRPV1을 차단하는 약물 개발이 필요하지만, TRPV1이 요로, 방광, 위장관과 같은 조직 그리고 중추신경계의 많은 영역에서 발견된다는 점이 문제가 된다. 이러한 조직에서 TRPV1의 기능은 알려져 있지 않지만 TRPV1을 저해하는 약물은 심각한 부작용을 일으킬 가능성이 매우 크다. 또 다른 문제는 약물이 TRPV1을 독점적으로 표적화하지 못할 경우 다른 TRPV 패밀리 구성원의 기능을 방해하고 무해한 온도에 대한 반응을 방해한다는 것이다. 표적 특이성이 높은 약물을 설계하기는 매우 어렵다.

척수의 적응

통증의 가장 중요한 두 가지 매개변수는 강도와 지속시간이다. 우리는 이미 병변 유발 활동전위의 수에 의해 강도가 암호화되는 방식을 자세히 논의했다. 신경계가 통증의 지속시간을 조절하는 방식은 이보다 더 복잡하며 만성통증에도 영향을 미친다. 우리는 말초 과민성이 부상 직후 생성된 최소한의 자극으로 활동전위를 유발하기 때문에 통증 자각을 유지하는 역할을 한다고 확신할 수 있다. 이 것은 베인 손가락을 만지거나(무해통증) 누르는(통각과민) 행위가 어떻게 통증을 유발하는지 설명한다. 그러나 말초 과민성은 베인 손가락의 통증이 바늘로 찔린 통증보다 오래 지속되는 이유를 부분적으로만 설명할 수 있다.

연구에 따르면 통각과민과 무해통증이 발현되려면 1차 및 2차 신경세포 사이의 시냅스에서 전기생리학적 특성도 변경돼야 한다. 말초신경 말단을 민감하게 하는 말초의 변화와 같이 이러한 변화는 시냅스를 민감하게 하고, 부상 부위에서 도달하는 활동전위의 수가 2차 신경세포에서 증가해 더 많은 시상 활성화를 일으킨다. 이러한 적응성 강화를 언급할 때는 두 가지 용어가 사용된다. 먼저 중추 과민성Central Sensitization은 신경세포 고유의 조절 과정과 외부 소스를 통해 부과되는 조절 과정을 구분하지 않고 침해수용성 신경세포의 모든 변화를 포함하는 더 넓은 의미의 용어다. 통증 경로를 조절하는 외부 회로의 능력은 매우 중요하며 다음 장에서 논의할 것이다. 다른 용어인 장기 강화Long-Term Potentiation, LTP는 통증의 맥락에서 1차 C형 신경세포와 2차 신경 표적 사이의 시냅스에서 발생하는 변화로 시냅스 강도의 증가를 나타낸다. LTP는 무해통증을 설명하는 데 특히 중요하며 지금부터 사용할 용어다.

장기 강화

지금부터 설명할 내용은 신경과학자들이 해독하는 데 수십 년이 걸렸다. 신경세포의 세계를 세상에 알린 현미경과 염색기술의 개발과 같이 고도로 정교한 기기와 분자 탐침의 개발도 필요했다. 우리가 발견한 것은 LTP가 초기와 후기 단계로 나뉠 수 있으며 각각이 통증 지속시간에 특정한 역할을 한다는 것이다. 초기 단계는 시냅스를 빠르게 감작시키고 말초신경 감작과 함께 작용해 초기 무해통증 및 통각과민을 설명한다. 후기 단계는 실제로 말단의 단백질 구성을 변경해 감작을 연장한다. 이러한 변화가 어떻게 일어나는지 이해하기 위해 시냅스의 기능을 좀 더 자세히 살펴보자.

핀찔림 모델에 대한 논의를 통해 활동전위의 초기 공세가 시냅스전 말단에서 글루타메이트 방출을 유발할 것임을 알게 됐다. 글루타메이트가 시냅스후 세포막의 이온성 AMPA 수용체에 결합하고 이로 인한 탈분극이 충분해지면 2차 신경세포에서 활동전위를 생성한다. 결과는 핀찔림 후 나타나는 즉각적인 통증이지만, 몇 분 또는 몇 시간 후에도 해당 부위를 만졌을 때 여전히 통증을 느낄 수 있다는 것을 어떻게 설명할 수 있을까? 대답은 LTP의 초기 단계에서 NMDA 수용체의 활성화로 통증이 연장된다는 것이다.

NMDA 수용체는 시냅스후 말단의 세포막에도 존재한다(그림 5.2). AMPA 수용체와 마찬가지로 이온성이지만 NMDA 수용체 채널은 나트륨보다 칼슘을 선호하는 점에서 다르다. 또한 이 채널은 단단히 결합된 마그네슘 이온$_{Mg++}$에 의해 차단된다. 마그네슘 이온에 의한 차단은 시냅스후 말단의 강한 탈분극으로 제거될 수 있으며, 이는 핀찔림으로 인한 활동전위의 초기 공세에 대한 반응으로

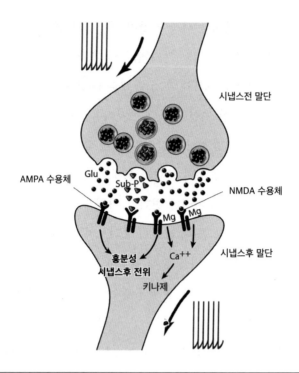

그림 5.2 심각한 부상에 대한 반응으로 시냅스의 장기 강화

부상 부위에서 시냅스전 말단에 도달하는 활동전위의 공세는 글루타메이트(Glu)와 P물질(Sub-P)의 방출과 시냅스후 말단 세포막에 있는 각 수용체의 활성화를 일으킨다. 이로 인한 탈분극은 마그네슘 이온 차단을 제거해 NMDA 수용체를 활성화하기에 충분하다. 수용체 채널을 통한 칼슘의 유입은 말단을 감작시키는 변화를 시작한다.

나타난다.[7] 마그네슘 이온 차단이 제거되면 시냅스후 말단으로 칼슘 유입이 일어나고, 이는 세포막에 위치한 수용체와 채널을 인산화시키는 키나제를 활성화한다. 이러한 모든 이벤트는 들어오는 활동전위를 더 잘 수용하도록 신경 말단을 민감하게 한다.

방금 배운 내용을 바탕으로 바늘에 찔린 부분을 가볍게 만지면 어떤 일이 일어나는지 생각해보자. 일반적으로 가볍게 터치할 경우 활동전위를 유발하지 않아 통증이 나타나지 않지만 바늘로 찔린 부위를 만지면 말초신경 말단이 민감해져 약간의 활동전위가 유발된다. 시냅스에 도달한 활동전위로 인해 시냅스후 말단이 민감해지기 때문에 활동전위는 증폭된다. 이제 더 많은 활동전위가 생성돼 가벼운 터치가 고통스러울 것이다. 무해통증은 일시적인 번역후 변화에 의해 유지되므로 몇 분 또는 몇 시간만 지속된다는 것을 기억하자.

물론 손가락에 깊게 베인 상처는 핀찔림보다 더 많은 활동전위를 생성하는 심각한 부상이다. 그 결과 몇 시간 또는 며칠 동안 지속되는 훨씬 더 강렬한 통증이 나타날 것이다. 연장된 통증 기간은 주로 LTP 후기 단계에서 발생하는 이벤트에 기인한다. 놀랍게도 통증의 연장은 베인 부위에서 훨씬 더 강렬한 활동전위의 공세가 NMDA 수용체를 지속적으로 활성화할 것이라는 점을 제외하고는 LTP 초기 단계에서 활약하는 동일한 매개 인자들을 포함한다. 이어서 2차 신경세포의 전기적 특성을 극심하게 변화시키는 시냅스후 말단 내의 여러 키나제를 활성화한다. 키나제 중 일부는 핵으로 들어가 유전자를 활성화해 궁극적으로 새로운 이온 채널과 수용체를 합성하고 이들은 시냅스 후막으로 삽입된다. 따라서 LTP 후기 단계는 새로 합성된 단백질이 반응의 크기를 향상시키기 위해 말단의 특성을 변경함으로써 발생한다. 이러한 이벤트는 유전체에서 DNA의 활성화와 관련되기 때문에 표현형 변화phenotypic changes라고

하며, 이는 일시적인 번역후 변화와 달리 쉽게 되돌릴 수 없다.[8] 따라서 이론적으로 LTP 후기 단계로 인한 감수성과 통증은 잠재적으로 무기한 지속된다.

NMDA 수용체의 활성화가 핀찔림으로 인한 일시적인 통증과 더 심각한 부상으로 인한 장기 통증 사이의 전환에 관여한다는 것을 배웠다. 한 가지 더 짚고 넘어가야 할 점은 1차 침해수용성 신경세포 중 일부가 글루타메이트 외에 다른 펩타이드 신경전달물질도 방출한다는 사실이다. 예를 들어, P물질은 부상 후 말초신경에서 방출되고(그림 5.1), 시냅스전 말단에서도 방출돼 시냅스후 세포막의 NK1 수용체를 활성화한다(그림 5.2). 이러한 결합이 EPSP의 생성과 NMDA 수용체의 활성화에 기여한다는 증거와 함께 P물질은 중추신경계에서 정확한 역할이 불분명한 다른 세포와 상호작용할 수 있다는 징후도 있다.

우리는 LTP 후기 단계에 관여하는 분자 및 전기생리학적 이벤트에 대해 꽤 많이 알고 있으므로 이 정보를 통해 지속적 또는 만성통증의 기본 메커니즘을 이해할 수 있다면 좋을 것이다. 하지만 아쉽게도 모델시스템에서의 실험은 LTP의 지속시간이 장기간 지속되는 통증의 지속시간과 상관관계가 없음을 나타낸다. 따라서 LTP의 두 단계는 통증 지속시간이 병변의 심각성에 상응하도록 보장하지만 통증이 어떻게 몇 주 또는 그 이상 지속되는지 설명할 수는 없다. 그러나 우리는 통증 지속시간을 연장하는 가장 효과적인 방법이 침해수용성 신경세포의 표현형을 변경하는 것임을 배웠다. 최근 연구는

LTP 후기 단계를 연장함으로써 통증을 연장할 수 있는 두 가지 다른 변화를 확인했다. 이 내용은 다음 장에 이어서 논의한다.

지속적 통증의
분자 신호

6

역행으로 전송된 신호와 유전자 발현

이제 우리는 말초신경의 감작과 장기 강화LTP 두 단계가 부상의 초기 자각부터 부상으로 인한 통증이 치유되는 기간에 어떻게 유지되는지 설명할 수 있다. 그러나 일주일 이상 지속되는 통증은 훨씬 더 심각한 문제다. 통증 지속시간을 연장하는 한 가지 방법이 유전체를 활성화해 신경 표현형을 변경하는 것임을 배웠다. LTP 후기 단계에서는 키나제를 새로 합성하고 수용체 및 채널을 추가함으로써 2차 침해수용성 신경세포의 기능을 변경해 통증을 연장시킨다. 그러나 최근 침해수용성 신경세포에서 다른 표현형 변화가 발생할 수 있고 그들의 출현이 오래 지속되는 통증과 관련이 있음을 알게 됐다. 이러한 변화는 발병이 느리고 심각한 부상에 의해서만 활성화되는 분자 신호를 포함하며, 잠재적으로 신경세포를 무기한 변형시킬 수 있어 특히 만성통증의 원인과 관련이 있다. 그중 하나는 심각한 부상에 의해서만 활성화되는 키나제를 포함하며, 다른 하나는 1차 및 2차 신경세포 사이의 시냅스 전달에 영향을 미치는 단백질 합성을 일으킨다.

관련된 메커니즘을 이해하려면 우선 신경 말단은 신경세포가 일을 하는 부위인 반면, 세포체는 단백질 및 기타 고분자 합성을 위한 유전체와 장치를 가지고 있다는 것을 알아야 한다. 이는 침해수용의 관점에서 먼 말초에 있는 1차 신경세포의 말단 구성의 모든 변화는 세포체에 의존한다는 것을 의미한다. 그리고 말초 프로세스의 총 부피가 세포체 부피의 수천 배에 달하고 말단은 후근신경절의 세포체로부터 먼 거리에 위치하기 때문에 두 가지 중요한 물류 문제를 제기한다.

세포체에서 만들어진 고분자가 말단에 도달하는 방법에는 두 가지가 있다. 수용성 단백질 및 기타 내용물들은 느린 축삭원형질 이동Slow Axoplasmic Flow으로 알려진 메커니즘을 통해 말초 프로세스 내에서 이동한다. 이동은 하루에 5mm 정도의 속도로 진행되며, 세포체에서 만들어진 물질이 말단에 도달하기까지 몇 주가 걸릴 수도 있다. 다른 메커니즘은 빠른 축삭 수송Fast Axonal Transport으로 채널, 수용체, 신경전달물질 및 기타 내용물을 함유하는 소낭을 포함한 모든 세포막 구성요소를 하루 400mm의 속도로 이동시키는 역할을 한다. 이동과 수송 모두 말단에서 수명이 다한 구성요소를 보충하기 위해 지속적으로 발생한다. 그러나 말단에서 단백질의 수명은 말단 자체의 활성과 상관관계가 있다. 즉 활성이 클수록 교체 필요성이 커진다. 시냅스가 학습 및 기억과 같은 경험으로 형성될 수 있다는 신경과학자들의 아이디어는 말단에 필요한 구성요소를 합성하기 위해 말단에서 세포체로 이동하고 유전체 및 제조 센터를 지시하는 분자 메신저의 발견으로 이어졌다. 이 프로세스는 정상적인 상태에서는 말단에서 아무 일도 일어나지 않지만 부상 후에는 많은 일이 발생하는 침해수용과 매우 관련이 있다. 축삭과 말단에 있는 특정 단백질이 세포체로 빠르게 역행 수송될 수 있는 메커니즘이 있다. 축삭과 말단이 온전한지 모니터링하고 유전체가 모든 변화에 반응하도록 지시할 수 있기 때문에 이들을 감시단백질Sentinel Proteins이라고 부른다. 이 경우 하루 200mm의 속도로 수송된다고 추정되며, 이는 역행으로 수송된 신호가 세포체에 도달하고 유전체를 활성화하는 데 몇 시간 또는 며칠이 걸린다는 것을 의미한다. 게다가 세포체에서 새로 합성된 구성요소가 말단으로 재차 수송되는 데도 추가 시간이 필요하다. 결과적으로 이러한 신호는 통증 자각이 며칠, 몇 주 또는 그 이상 지속되는 심각한 부상 후에만 1차 신경세포에서 활성화된다. 이들은 외상 후 침해수용성 신경세포의 속성을 변경하기 때문에 지속적인 통증을 담당하는 궁극적인 메커니즘이다. 역행수송시스템 자체는 축삭 내 트랙을 따라 물질을 수송하는 분자모터로 구성되지만, 이런 수송과 관련된 모든 분자 프로세스를 완전히 이해하지 못하며 얼마나 많은 역행 신호가 있는지도 모른다. 지금까지 두 가지 신호가 확인됐으며 신호 작용 방식은 지속적인 통증이 어떻게 조절되는지에 대한 통찰력을 제공했다.

장기 과흥분 유도

방광염, 골관절염, 대장염 및 전이성 골육종과 같은 질병에 대한 연구에 따르면 지속적인 통증은 1차 신경세포의 세포체에 장기 과흥분Long-Term Hyperexcitability, LTH이 존재하는 것과 관련이 있다. 과흥분 상태는 활동전위 생성의 역치가 낮아지는 것으로 나타난다. 시냅스의 장기 강화LTP와 마찬가지로 신경세포의 세포체에 도달하는 병변 부위의 단일 활동전위조차도 여러 활동전위로 만드는데, 이는 중추 프로세스를 따라 2차 신경세포의 시냅스 그리고 시상과 호문쿨루스로 전파됨을 의미한다. LTH는 말단이나 시냅스가 아닌 세포체의 전기생리학적 특성의 변화로 인한 증폭 시스템이다. 가장 중요한 것은 우리가 알고 있는 표현형 변화가 무한정 지속될 수 있다는 것이다. 존재하는 한 LTH는 무해통증과 통각과민을 모두 지속하기 때문에 병변 부위에 가벼운 접촉이나 열만 가해도 고통스러울 것이다 (그림 6.1). 이러한 유형의 과민증은 여러 만성통증의 특징이다.

LTH는 만성통증 치료에 분명한 의미가 있다. 연구에서 밝혀진 한 가지 중요한 특징은 LTH는 시간이 한참 지난 후에야 나타나서 급성 통증이나 LTP 초기 단계에 의해 매개되는 통증에는 어떤 역할도 할 수 없다는 것이다. 이러한 지연은 부상 부위에서 활성화된 감시단백질이 영향을 받은 신경세포의 세포체로 돌아가기 위해 역행

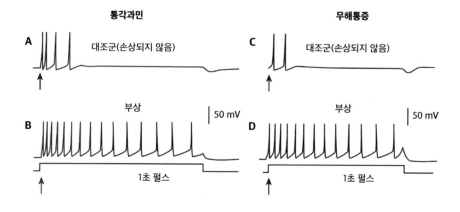

통각과민

A 대조군(손상되지 않음)

무해통증

C 대조군(손상되지 않음)

B 부상 | 50 mV

D 부상 | 50 mV

1초 펄스

1초 펄스

그림 6.1 장기 과흥분은 통각과민 및 무해통증에 활동전위 생성을 증가시킨다. 1차 신경세포의 흥분은 세포체(화살표)를 전기적으로 자극해 활동전위를 유도함으로써 평가된다. **(A)** 경미한 통증 이벤트에 반응하는 손상되지 않은 신경세포에서 여러 활동전위가 유도된다. **(B)** 부상으로 인해 LTH가 발현되는 신경세포에 동일한 자극이 주어지면 더 많은 활동전위가 생성된다. **(C)** 피부를 만지면 신경세포에서 두 개의 활동전위가 유발된다. **(D)** 손상된 피부에 동일한 접촉은 LTH를 나타내는 신경세포에서 더 많은 활동전위를 이끌어낸다.

수송시스템을 사용해야 하기 때문에 발생한다.

그럴듯한 가능성은 LTH가 후기 LTP의 기간을 연장한다는 것이다. 이 가능성을 살펴보려면 LTH의 출현에 관여하는 이벤트를 이해해야 하며, 이는 감시단백질을 확인하는 것을 의미했다. 우리가 알고 있는 것처럼 가장 단순한 척추신경조차도 수백 개의 축삭과 수천 개의 단백질이 포함돼 있기 때문에 어려운 과제였다. 컬럼비아대학교의 우리 그룹은 해양 연체동물 군소Aplysia Xalifornica의 비교적 단순한 신경계를 사용해 이 문제를 해결하려고 했다(그림 6.2 A). 컬럼비아대학교의 에릭 캔들 박사Dr. Eric Kandel와 동료들은 학습과 기억에 관련된 분자들을 찾기 위해 유기체 신경계를 처음으로 사용했다. 처음에는 무척추동물을 사용한 인간의 속성 연구에 회의감이 있었지만, 노벨 생리의학상을 공동 수상하면서 캔들 박사의 선택이 옳았음이 입증됐다(2000년 신경계의 신호전달에 대한 발견으로 에릭 캔들은 아르비드 칼손, 폴 그린가드와 함께 노벨 생리의학상을 받았다. ─옮긴이). 침해수용 연구에 군소 신경계를 사용하면 다음과 같은 장점이 있다. 군소에는 다양한 동물에서 재현되는 매우 큰 신경세포가 있어서 동일한 신경세포를 다른 실험 프로토콜을 사용해 검사할 수 있고 신경세포를 동물에서 분리해 시험관 내(체외)에서 연구할 수 있다.

우리는 군소가 체벽 부상에 반응하고 C형 1차 침해수용성 신경세포의 무척추동물 버전으로 보이는 양측 감각신경세포 그룹을 가지고 있기 때문에 통증의 분자신경생물학을 연구하기 위한 모델로서 특히 관심이 있었다(그림 6.2 B).[1] 우리는 이들 신경세포의 축삭에 입은 심각한 부상으로 손상된 세포체에 LTH가 나타나지만 감시 부상 신호가 세포체로 역으로 수송되는 데 필요한 시간이 흐른 후에만 발생한다는 것을 발견했다(그림 6.2 C, D).

후속 연구에 따르면 LTH의 출현은 세포체에서 새로운 단백질의 합성을 필요로 한다. 이러한 발견은 포유류 LTH의 군소 버전을 보고 있다는 강력한 증거를 제공했다. 이제 LTH가 부상으로 인해 활성화된 감시단백질에 의해 유도된다는 가설을 테스트하기에 훨씬 더 나은 위치에 있다. 군소의 침해수용성 신경세포가 상대적으로 크

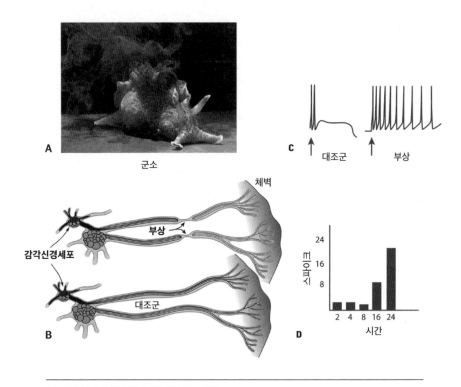

그림 6.2 군소의 감각신경세포에서 LTH 발달
(A) 유해 자극에 대한 반응으로 색소를 방출하는 군소 사진. **(B)** 감각신경세포의 양측 클러스터의
위치를 보여주는 분리된 신경계의 일부. LTH를 유도하기 위해 감각신경세포의 축삭을 포함하는 체
벽과 연결된 신경 한쪽(화살표)을 눌러 부수었고 반대쪽 신경은 건드리지 않았다. **(C)** 24시간 후
손상되지 않은(대조군) 부위의 세포체 자극은 약간의 활동전위를 일으킨 반면 손상된 부위의 신경
세포에 대한 동일한 자극은 많은 활동전위를 발생시켰음을 보여준다. **(D)** 시간 경과 연구에 따르면
흥분성의 증가는 24시간 지연 후에만 나타나 LTH의 발현을 확인할 수 있다.

고 분석을 위해 축삭원형질을 축삭에서 분리할 수 있다는 이점을 활
용해 우리 연구실의 성잉주 박사Dr. Ying-Ju Sung는 LTH를 유도하는 단
백질로 단백질 키나제 G-1α(PKG)를 확인했다.[2]

PKG: 통증의 분자 스위치

포유류 동물모델 연구는 이 키나제가 후기 LTP와 LTH를 모두 나타내는 C형 침해수용성 신경세포의 축삭에 풍부하다는 것을 보여 줬다. 이는 지속적인 통증의 완벽한 신호다. 더욱 중요한 사실은 운동신경세포에 PKG가 없기 때문에 이를 저해하는 약물은 근육 운동에 영향을 미치지 않는다는 것이다. PKG는 확인된 몇 안 되는 감시 단백질 중 하나이지만 작용 기전은 풀어야 할 숙제다.

그 과정은 PKG가 합성되는 세포체에서 시작된다(그림 6.3). 세포체에서 합성된 PKG는 비활성 형태로 1차 신경세포의 축삭으로 들어가 수용성 단백질 덩어리를 말단으로 움직이는 느린 축삭원형질 흐름에 의해 이동한다. 심각한 부상이나 병변이 있는 경우 외부 공간에서 상처를 통해 축삭 또는 말초신경 말단으로 칼슘이 짧지만 광범위하게 유입된다. 칼슘은 PKG의 3차원 구조에 변화를 일으키는 일련의 특정 효소 반응을 개시한다. 즉, PKG 단백질은 펼쳐지고 두 가지 결과가 나타난다(그림 6.3). 첫째, PKG는 효소적으로 활성화된다. 둘째, 이러한 펼쳐짐은 일반적으로 키나제 내에 숨겨져 있는 짧은 아미노산 서열을 드러낸다. 노출된 신호 서열은 역행 수송 장치의 구성요소에 의해 인식되고 PKG를 세포체로 신속하게 수송하기 위한 승차권 역할을 한다. 군소에서 신호 서열은 핵으로의 직접적인 진입을 제공하지만, 포유류 신경세포에서 PKG는 다른 키나제를 인산화시킨 다음 핵으로 들어간다. 이러한 연구에서 중요한 결과는 LTH가 염증 및 부상에 대한 반응으로 유도됐다는 것이다. 이는

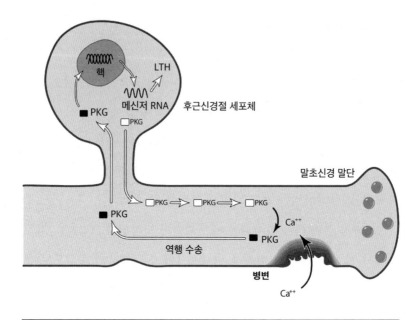

그림 6.3 말초신경 축삭의 병변 후 단백질 인산화효소 G(PKG)의 역행 수송

PKG는 세포체에서 합성되며 숨겨진 신호 서열(흰색 사각형)을 포함한다. PKG는 축삭으로 들어가 말단을 향해 천천히 이동한다. 축삭 주변 혹은 말단에 병변이 있으면 Ca++가 유입돼 키나제를 활성화하고 신호 서열(검은색 사각형)을 노출시키는 일련의 효소 반응이 시작된다. 노출된 서열은 역행 수송 시스템에 의해 인식되고 활성 PKG는 빠르게 세포체로 이동해 핵으로 들어간다. PKG는 궁극적으로 유전체를 활성화해 LTH를 담당하는 단백질을 합성한다.

PKG가 침해수용에 특이적인 신호임을 나타낸다.[3] 또한 LTH가 말단이나 시냅스가 아닌 세포체의 특성이라는 사실은 새로 합성된 단백질을 축삭으로 내보낼 필요가 없다는 의미이기 때문에 중요하다.

LTH는 지속되는 통증 상태에 수반되며 PKG는 LTH 유도에 필수적인 요소다. 따라서 PKG를 지속적인 통증에 대한 분자 스위치이자 난치성 통증에 대한 진통제 개발의 매력적인 표적으로 볼 수 있다. 더욱 매력적인 것은 PKG가 심각한 부상에 의해서만 활성화되고 급성 통증에는 아무런 역할을 하지 않는다는 것이다. 결과적으로 PKG 저해제는 손상 이벤트를 피하는 데 도움이 되는 일반적인 유형의 경미한 부상에 따른 통증을 예방하지 못한다. 다음 과제는 PKG의 표적이 되는 단백질을 확인하는 것이다. 이는 LTH에 직접적인 책임이 있으며 통증을 완화하는 약물의 더 나은 표적이 될 것이다.

신경성장인자 재고

지속적인 통증의 다른 중요한 신호는 신경성장인자NGF다. 이미 말초 감작의 발달에서 NGF의 역할과 열성 통각과민에서 NGF의 중요성을 논의했지만 가장 주목받는 것은 NGF의 장기적인 효과다. 임상 연구는 많은 만성통증 상태에서 NGF를 연루시켰고 NGF 매개 신호전달이 만성 침해수용성 통증 상태에서 지속적이고 활동적인 과정이라는 증거가 있다. 우리는 다양한 병변으로 인해 말초신경 말단 주변 공간으로 NGF가 방출된다는 것을 알고 있다. NGF의 장기적인 역할은 NGF가 말단 세포막의 TrkA 수용체에 결합할 때 발생한다. 단기 통증에서의 역할과 달리 결합된 NGF-TrkA 복합체 소낭은 세포 내로 들어간다. 소낭은 역행 수송 시스템을 통해 말초 프로세스 내에서 후근신경절의 1차 침해수용성 신경세포의 세포체로 전달되며 여기에서 유전체를 활성화해 통증 신호전달을 담당하는 신경세포를 동원한다.[4] 그러면 브래디키닌 수용체의 발현 증가는 물론, 전압 개폐 나트륨 채널, 전압 개폐 칼슘 채널 및 TRPV1의 수치 증가와 같은 변화가 일어난다. NGF-TrkA 신호전달은 또한 신경전달물질인 P물질Substance-P과 칼시토닌 유전자관련 펩타이드CGRP의 발현을 증가시킨다. 이미 통증 신호전달에 대한 구성요소의 중요성에 대해 논의했기 때문에 양을 늘리면 통증 경로의 감작화에 크게 기여할 것이 분명하다. 수용체, 채널, TRPV1 등의 발현 증가는 우리가 알고 있는 표현형 변화로 잠재적으로 신경세포의 속성을 무기한 변경할 수 있다. 정상적인 치유 상태에서 이러한 효과는 NGF 신호전달이 중단되고 하류 구성요소가 저하되면 사라질 것이다. 전압 게이트 나트륨 채널의 합성 증가는 특히 NGF와 관련이 있으며, 이러한 채널이 통증 정보를 전달하는 데 얼마나 필수적인지 알려준다. 또한 연구에 따르면 이러한 증가는 몇 달 동안 지속될 수 있다. NGF는 통증 완화의 표적으로서 분명히 중요한 위치에 있다.

　NGF가 어떻게 다양한 효과를 가질 수 있는지는 아직 잘 모른다. 신경 말단에서 NGF와 수용체의 결합이 말초 감작과 관련된 변화를 일으키는 것과 위에서 언급한 역행 신호전달의 활성화는 무엇이 구별하는지도 풀리지 않은 문제다. 또 다른 문제는 NGF가 소낭에서 빠져나와 핵으로 들어가는 방법이다. 하지만 NGF가 만성통증 발달에 매우 중요한 기여를 한다는 것을 알기 위해 모든 세부 사항을 이해할 필요는 없다.

THE BRAIN AND PAIN

통증의
근원

7

신경병증성 및 중추성 통증

경미한 베임, 피부 뚫림 혹은 화상으로 감지된 통증 기간이 수 시간에서 수일 동안 장기 강화LTP의 두 단계에 의해 유지된다는 것을 배웠다. 심각한 병변으로 인한 통증은 NGF, PKG와 같은 역행으로 수송되는 부상 신호로 인해 훨씬 오래 지속될 수 있다는 것도 알고 있다. 이제는 말초신경이 심하게 손상된 것과 같은 아마도 가장 심각한 유형의 부상에 대한 반응을 생각해보자. 이러한 손상은 혈액 공급이 끊기거나(허혈), 국소적 염증, 화학요법제 혹은 신경 절단으로 발생할 수 있다. 신경 손상으로 발생하는 통증은 신경병증성 통증Neuropathic Pain이라고 한다. 신경이 잘린 경우 신경 내의 모든 구심성 및 원심성 축삭이 절단돼 신경이 지배하던 영역에서 완전한 감각 상실과 운동 마비가 발생한다. 이에 치명적인 부상으로 절단된 신경 말단 사이의 갭을 연결해 기능을 회복하려는 노력이 있었지만 불행히도 많은 성공을 거두지 못했다. 기능 상실 외에도 말초 축삭 일부가 여전히 세포체에 붙어 있기 때문에 절단 부위에서 통증이 종종 발생한다. 이 같은 통증의 근원은 무엇일까? 신경이 피부와 근육에 연결돼 있지 않을 경우 통증이 어떻게 발생할 수 있는지 짐작하기 어렵기 때문에 이에 대한 대답은 역설적으로 보일 수 있다. 질문에 답을 하기 위해 말초 프로세스가 절단됐을 때 1차 침해수용성 신경세포의 반응을 조사해보자(그림 7.1).

절단 후 매우 짧은 시간 동안 축삭 내부가 외부 환경에 노출되고 칼슘이 들어간다. 그런 다음 세포막은 밀봉되지만 내부의 칼슘 농도가 높아지면 일련의 효소 반응이 시작돼 키나제의 활성화로 이어진다. 결과적으로 PKG 및 NGF를 포함한 많은 부상 신호가 세포체로 역행해 수송되고 정상적인 경로를 통해 통증을 유발한다. 역방향으로 수송된 다른 신호는 손상된 축삭을 재생하기 위한 노력으로 구성요소의 대량 합성을 촉진할 것이다. 신경 말단을 채우는 키나제, 이온 채널 및 수용체를 포함해 새로 합성된 모든 구성요소는 축삭으로 보내져 부상 부위로 운반된다. 이 거대한 구성요소의 물결이 절단부에 도달하면 신경종Neuroma으로 알려진 심한 부종이 발생한다(그림 7.1). 신경종 막에는 병변에 대한 반응으로 활동전위의 생성을 유발하는 모든 구성요소가 포함돼 있기 때문에 어떤 압력이나 불리한 조건도 잠재적으로 이러한 전위를 끌어낼 수 있으며 LTH에 의해 증폭

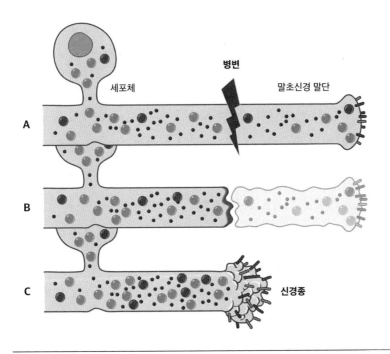

그림 7.1 신경종의 생성
(A) 1차 침해수용성 신경세포의 말초 프로세스 및 말단의 일부. 이 프로세스는 수용성 단백질(작은 점)과 소낭(원)으로 채워지고 말단 표면에는 수용체가 있다. **(B)** 병변은 프로세스를 절단하고 세포체에 붙어있는 분절의 절단 끝은 즉시 밀봉되는 반면 말단 분절은 분해돼 없어진다. **(C)** 신경세포가 잘린 분절을 대체하기 시작함에 따라 병변은 세포체에서 단백질과 소낭의 합성을 증가시킨다. 그러나 표적이 없고 새로 합성된 구성요소가 말단에 이르면 부풀어 올라 신경종을 형성한다. 신경종의 표면 세포막에 새로 삽입된 수용체는 어떤 유해한 자극에도 반응할 것이다.

돼 극심한 형태의 신경병증성 통증을 일으킬 수 있다.

이제 통증이 느껴지는 위치에 대해 질문하기 위해 팔꿈치까지 팔을 절단한 극단적인 경우를 생각해보자. 절단된 팔의 피부 아래에 있는 신경종에서 발생하는 활동전위는 침해수용성 경로를 따라 평소와 같이 시상과 감각피질로 전파되지만 뇌는 더 이상 존재하지 않는 아래팔이나 손에서 통증이 오는 것으로 인식한다. 더욱이 촉각 등을 담당하는 1차 신경세포 말단에 형성된 신경종 역시 활성화될 수 있으며, 뇌로 전달되는 전위도 절단된 팔이나 손에서 발생하는 것으로 해석될 것이다. 이것이 손가락과 팔이 더 이상 존재하지 않는데도 환자가 손가락의 반지를 느끼는 이유다. 이러한 환상사지감 각Phantom Limb Sensations은 가장 다루기 힘든 통증 중의 하나로 신경종 제거 수술을 받으면 또 다른 신경종이 생성되기 때문에 수술도 일시적인 방편일 뿐이다. 불행히도 환상사지통Phantom Limb Pain은 이라크 와 아프가니스탄 전쟁에서 부상당한 수많은 군인과 민간인들에게 특히 급한 문제다.

뇌가 잠재적으로 통증을 관리하는 방법에 대한 놀라운 통찰력은 환상사지감각을 완화하기 위한 독창적인 접근 방식에서 얻을 수 있 었다. 전제는 뇌가 팔다리의 부재를 자각하지 못하기 때문에 감각의 근원을 잘못 해석한다는 것이다. 샌디에이고 주립대학교의 V.S 라 마찬드란V.S. Ramachandran 박사는 거울 시스템을 이용해 정상적인 왼 팔을 잃어버린 팔이 위치한 오른쪽에 보이도록 함으로써 일부 환자 의 통증을 완화할 수 있음을 보여주었다.[1] 뇌의 속임수가 어떻게 작 동하는지 완전히 이해되지는 않지만 이는 외상의 영향을 완화하는 뇌의 놀라운 능력을 반영한다. 이 내용은 이 책의 뒷부분에서 좀 더 자세히 다룬다(뇌가 환상사지를 잊도록 속이는 방법을 고민하던 중 거울이 들어 있는 단순한 상자인 가상현실 장치를 이용하는 다소 엉뚱하지만 창의적인 아이디어를 실험적으로 테스트했다. 그는 거울 상자를 이용해 환자의 정상적인 오른팔을 환상 팔이 위치한 신체 왼편에 보이도록 했다. 그 결과 환상 팔이 사라지고 지긋지긋한 환상통이 없어졌다. 고통을 체화할 그 무엇이(환상 팔) 없다면 더 이상 통증은 존속할 수 없다. ─옮긴이).

환상사지감각이 암시하는 것은 표적의 존재가 필요하지 않다는 것이다. 다시 말해 어떤 지점에서든 체성감각 경로를 따라 활동전위가 시작되면 통증이 발생하고 이 통증이 대단히 파괴적일 수 있음을 깨닫게 될 것이다. 척수의 2차 침해수용성 신경세포 또는 시상의 침해수용성 회로가 자발적으로 발화하기 시작한다고 가정해보자. 두 경우 모두 감각 호문쿨루스의 어떤 부분이 활성화되든 통증은 감지되고 귀속되지만 통증 신호는 말초의 어떤 병변에서도 발생하지 않는다. 이것은 중추신경계 신경세포의 활동으로 발생하기 때문에 중추성 통증Central Pain이라고 하며 치료가 어렵다. 왜냐하면 척수 또는 뇌로 약물을 투여하면 혈액뇌장벽Blood Brain Barrier이 방해하고 외과적 개입은 위험 요소가 높기 때문이다. 이렇게 비정상적으로 활성화된 시상 신경세포에서 통증이 발생하는 경우 한 가지 혁신적인 접근 방식은 시상에 미세탐침을 삽입해 신경세포를 제거하는 것이었다. 절제가 때때로 통증을 약화시킨다는 사실은 시상 내의 신경세포가 통증에 대한 인식을 매개한다는 이론을 뒷받침한다.

염증성 통증

우리는 핀찔림 모델을 통해 부상에서 오는 통증이 면역계의 전구

염증세포로부터 방출되는 물질에 의해 발생된다는 것을 알고 있다. 이 세포들은 부상 부위로 동원돼 특히 조직을 심하게 손상시키는 부상에 일반적으로 동반되는 발적, 부종, 발열을 일으킨다. 그러나 심한 통증은 물리적 손상 없이 염증에 의해서 발생하기도 한다. 감염은 부상이나 화상만큼 생존에 위협이 될 수 있기 때문에 감염을 막는 것 외에도 통증을 유발해 감염원이 존재한다는 것을 자각하게 하는 것은 의미가 있다. 이제 어떻게 염증이 통증을 일으키는지 알아보자.

사이토카인

염증 반응은 병원균을 궤멸시킬 뿐만 아니라 세포와 조직 파편을 제거하도록 설계된 복잡하고 조직화된 공격이다. 후자는 손상된 근육 조직의 복구를 용이하게 하기 위해 격렬한 작업 후 발생한다. 염증은 해당 부위에 면역세포가 동원되고 사이토카인Cytokines으로 알려진 작은 단백질이 방출되는 특징이 있다. 수많은 사이토카인이 있지만 통증을 유발하는 주요 원인은 인터루킨IL-1β, IL-6, 종양괴사인자 알파TNF-α다.[2] IL-1β가 수용체에 결합하면 P물질과 COX-2 효소의 생성이 증가한다. 이미 알고 있듯이 COX-2는 통증을 증가시키는 유형의 프로스타글란딘을 합성한다. IL-6는 수치가 높아지면 스트레스와 불안을 유발하는 뇌 중추의 활성화와 관련돼 있어 통증도 악화되기 때문에 독특한 사이토카인이다. 이에 대해서는 12장에서 다시 논의할 것이다. TNF-α는 IL-1β와 체내에 널리 분포된 NGF뿐 아니라 자체 합성을 높인다. TNF-α가 수용체에 결합하면 염증 부위를 민감하게 하고 NGF는 TRPV1 채널의 수를 증가시켜 다른 염증 유발 물질에 의해 활성화될 수 있다. 말초신경 말단에서 일어나는 이러한 모든 이벤트의 누적 효과는 1차 침해수용성 신경세포에서 생성된 활동전위가 중추신경계의 시냅스에 도달해 글루타메이트를 방출하고 2차 신경세포에서 NMDA 수용체의 활성화를 촉진하는 것이다. 따라서 부상이 없는 경우에도 사이토카인은 동일한 반응을 일으키고 통증에 대한 시상의 인식과 호문쿨루스를 통한 특정 신체 부위로의 귀속을 일으키는 동일한 침해수용성 경로를 활성화할 수 있는 것으로 보인다. 매우 심각한 면역계의 공격은 신체 시스템을 압도하는 '사이토카인 폭풍'을 유발할 수 있으며 코로나19 사례에서 많이 발생했다. 염증은 흔하며 대부분 통증의 원인은 관절염, 중증 당뇨병, 대상포진 후 신경병증 또는 국소 감염과 같이 비교적 진단하기 쉽다. 때로는 통증의 근원이 명확하지 않은데, 이는 오랫동안 통증 관리의 주요 문제로 남아있다. 문제는 면역계가 이물질을 파괴하는 데 전념하기 때문에 발생한다. 한 예로, 수술 후 실수로 신경 근처에 스펀지가 남아있게 됐다면 어떻게 될지 생각해보자. 스펀지는 면역계의 강력한 공격을 받지만, 방출된 사이토카인은 신경으로 침투해 내부의 축삭에 접근할 것이다. 통증은 축삭 말단 세포막에 동일한 수용체와 채널이 많기 때문에 발생한다. 결과적으로 수용체에 결합한 사이토카인은 염증 부위에서 활동전위를 이끌어낼 것이며, 이는 침해수용성 경로를 따라 시상과 피질로 전파될 것이다.[3] 또한 신경이 크면 많은 축삭이 활성화될 수 있으며, 통증은 극심할 것이다. 임상의들은 이 통증이 말초신경 말단에서 시작되는 것이 아니라 축삭을 따라 수용체가 활성화돼 발생하기 때문에 이를 이소성 통증Ectopic Pain이라고 부른다.[4] 통증은 환상사지통과 마찬가지로 축삭에서 오는 것으로 인식된다. 좋은 예는 추간판이 파열돼 내용물이 주변 신경으로 방출될 때 내용물이 면역계의 공격을 받아 원치 않게 신경 축삭이 활성화되는 상황이다. 축삭이 좌골신경통과 같이 하지에 분포돼 있으면 통증이 파열 부위, 즉 척추 바로 외부에서 발생하는 것으로 보고되지 않고 오히려 허벅지, 하지 또는 발목에서 오는 것으로 보고된다. 실제로 우리 몸에서 발견되는 많은 구성요소는 자신이 속하지 않는 장소에서 발견되면 이질적인 것으로 간주된다. 파열된 비장에서 방출된 혈액세포 또는 간질 공간으로 들어가는 병든 분비선의 분비물은 근처에 신경이 있는 경우 통증을 동반한 면역 반응을 일으키게 된다. 이러한 상황은 신체 어느 곳에서나 발생할 수 있다. 따라서 통증의 근원을 파악하는 것이 얼마나 어려운지 알 수 있다.

내장통

지금까지의 논의는 내장을 제외한 신체 부위에 영향을 미치는 부상이나 염증에 대한 반응으로 정보를 전달하는 경로에 초점을 맞췄다. 통증의 근원을 진단하는 것은 심장, 폐, 소화기관, 분비샘 등의 통증을 다룰 때 훨씬 더 어렵다. 펜필드와 라스무센은 각 대뇌반구의 중심뒤이랑을 따라 체성감각 지도인 호문쿨루스를 정의했지만 흥미롭게도 지도에는 내장이 표시돼 있지 않다.[5] 호문쿨루스는 감각을 인지하는 우리의 능력을 반영하기 때문에 지도에 내장기관이 없다는 것은 뇌가 내장기관을 자각할 수 있는 방법이 없음을 의미한다. 물론 상식에서 벗어나는 얘기지만 충수염의 통증이나 신장 결석의 움직임에 대해서는 누구도 이의를 제기할 수 없다. 실제로 이러한 종류의 통증을 느끼는 경로가 있으며, 여러 유형의 만성통증이 우리의 내부 장기와 관련이 있기 때문에 중요하다. 잠시 시간을 내어 내장기관에 신경이 연결되는 방법에 대한 일반적인 개념을 알아보자.

신경계 기능에 대한 두 개의 관점

신경계는 뇌가 시각, 촉각, 통증 등과 관련된 구심성 신경세포를 통해 외부 세계의 이벤트에 대한 정보를 수신하도록 설계됐다. 또한 우리는 뇌가 이 정보를 평가하고 적절한 근육을 활성화하는 운동신경세포를 통해 반응한다는 것을 알고 있다. 그러나 심장, 폐, 간, 신장 및 소화기계로 구성된 내부 세계의 정보는 별도의 내장신경계에 의해 전달된다. 내장신경계는 내장기관의 기능 평가를 전담하는 두 개의 구심성 구성요소로 구성된다. 첫 번째는 내장에서 뇌의 아래쪽에 있는 국소 중추로 신호를 보내는 신경세포로 구성된다. 이 신호는 각 기관의 상태에 관한 정보를 제공해 매 순간 무의식 상태에서 심박수, 혈류 등의 필수 기능이 신경세포에 의해 관찰되도록 한다.

뇌에는 이 정보를 감각으로 처리할 수 있는 회로가 없기 때문에 이 정보를 직접 자각하지는 못하지만 이러한 처리 방식은 효율성을 극대화하고 상태에 빠르게 적응할 수 있다. 우리가 내부 기관의 작동을 간접적으로 자각할 수 있는지에 대해 약간의 논쟁이 있으며, 일부 증거는 우리의 기분이 이러한 내장 구심성신경을 통해 전달되는 정보의 영향을 받을 수 있음을 보여준다. 이 신경세포는 장수용성 Enteroceptive 시스템을 구성한다.

장수용성 입력에 대한 반응은 전적으로 운동신경세포로 구성된 자율신경계Autonomic Nervous System를 통해 나타난다. 입력에 따라 운동신경세포는 심장 박동의 속도를 높이거나 낮추고, 소화관을 따라 소화된 음식의 움직임을 증가 또는 감소시키거나, 호르몬 또는 신경전달물질을 방출하기 위해 분비샘을 활성화해 반응을 증가시킨다. 이 독창적인 설계는 두뇌가 일상적인 기능을 처리하기 위해 귀중한 회로를 사용할 필요가 없다는 것을 의미한다.[6]

본문 내용과 더 관련이 있는 내장신경계의 두 번째 구심성 구성요소는 문제가 있을 때 내장에서 신호를 보내는 1차 침해수용성 신경세포로 구성된다. 이러한 신호는 간접적인 과정에 의해 통증으로 변환된다. 우리는 실제로 두 가지 다른 전용 신경계를 가지고 있다. 신체 외부의 세계를 다루는 체성시스템과 내부 장기의 작동을 조절하고 장기가 위협을 받을 때 경고하는 내장시스템이다. 이 두 개의 독립적인 시스템 내에는 영역을 구분하는 경계가 있으며 또한 내장통을 담당하는 경로와 체성통을 담당하는 경로를 분리한다. 내장은

통증의 뇌과학

각 장기의 표면과 직접 접촉하는 내장막과 장기를 포함하는 공간을 둘러싸고 있으며 신체 내부 표면과 직접 접촉하는 체강막으로 덮여 있다. 체강막에서 나오는 침해수용성 정보는 척수신경의 가지에 의해 전달되는 반면, 내장막에 둘러싸인 장기의 정보는 내장신경에 의해 전달된다.

내장통의 연결

신체 구조의 통증이 뇌와 교신하는 방법을 알아봤으니 이제 뇌가 내장 병변에 관한 정보를 어떻게 수집하는지 살펴보자. 놀랍게도 배고픔을 제외하고 내장이 인지하는 주요 감각은 통증이다. 내장기관을 만지거나 자르거나 달리 조작해도 반응은 나타나지 않는다. 더욱이 내장에서 발생하는 통증은 염증에 의해서만 유발되거나 신장 결석이 요관을 따라 지나갈 때 일어나는 팽창에 대한 반응으로 유발된다. 불행히도 대부분의 암은 이러한 유형의 장애를 일으키지 않으므로 통증 없이 진행될 수 있다. 해부학 실험실에서 수년 동안 아무런 증상 없이 자란 종양세포로 가득한 내장을 가진 75살 또는 80살 기증자의 시체를 보는 것은 실로 놀라운 일이다.

내장통은 세포체가 모든 1차 침해수용성 체성신경세포와 함께 후근신경절 내에 존재하는 1차 침해수용성 신경세포의 하위 집단에 의해 전달된다. 내장 신경세포 말단은 표적 기관에 위치하며 말초 프로세스는 자율신경계의 운동 축삭을 포함하는 내장신경을 통과한다(그림 7.2). 각 내장신경은 척수신경의 전가지와 연결된다. 1차 내

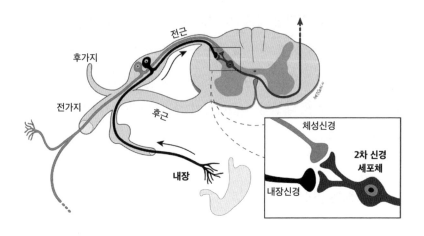

그림 7.2 내장의 일반적인 침해수용성 경로
1차 신경세포의 말초 축삭은 내장(자율)신경을 따라 내장에서 척수신경 가지까지 이동하며, 신체 표적에서 나오는 말초 1차 침해수용성 축삭과 함께 이동한다. 두 축삭은 모두 후근을 통과하고 그들의 중추 프로세스는 2차 신경세포에서 시냅스를 이룬다. 현재 이론에 따르면 두 입력 모두 동일한 2차 신경세포 그룹(오른쪽 아래 사각형 모양의 확대된 그림)에 있다. 결과적으로 2차 신경세포의 신호가 시상과 감각피질로 올라갈 때 뇌는 이 신호를 내장이 아닌 신체 표적에서 비롯된 것으로 해석한다.

장 침해수용성 신경세포의 말초 프로세스가 이 연결 지점에 도달하면 척수신경 내에서 계속 후근을 통과하며, 그들의 중추 프로세스는 척수의 등 부위에 있는 2차 신경세포와 시냅스를 이룬다. 내장 침해수용성 신경세포의 중추 프로세스는 피부, 체강막 또는 말초의 다른 표적을 지배하는 1차 침해수용성 신경세포의 중추 프로세스와 동일한 수준에서 척수로 들어간다. 이후 무슨 일이 일어나는지는 확실하지 않지만, 1차 체성신경세포와 1차 내장신경세포 모두의 중추 프로세스가 동일한 2차 신경세포와 시냅스를 이룬다는 것이 대체적인 설명이다(그림 7.2). 2차 신경세포의 신호는 호문쿨루스와 교신하는 시상으로 올라간다. 그러나 이 수준의 척수에 있는 2차 신경세포의 축삭 전위는 통상적으로 피부 병변에 반응하기 때문에 뇌는 신호를 잘못 해석해 통증을 신체 표적에서 발생한 것으로 인식한다.[7] 다시 말해 심장이나 다른 기관에서 오는 것으로 인식해야 하는 통증은 척수신경이 들어가는 위치의 신체에서 대신 나타난다.[8]

이는 통증의 근원을 진단하려는 노력을 복잡하게 만든다. 다행히도 여러 기관의 통증이 비롯되는 신체 영역을 보여주는 지도가 있다(그림 7.3). 임상적 관점에서 더 잘 이해하기 위해 충수염을 예로 들어보자. 충수는 복부의 오른쪽 아래 사분면에 위치하며 10번 가슴신경과 연결된 내장신경의 지배를 받는다. 충수에 염증이 생겨 부어오르면 활동전위가 유도돼 내장신경 내에서 10번 가슴신경으로 전파된 다음 척수의 T10에 위치한 2차 신경세포의 시냅스로 전파된다. 동일한 2차 신경세포를 활성화하는 10번 가슴신경의 1차 침해수용성 신경세포는 배꼽을 포함한 10번째 피부분절을 따라 배열돼 있는 구조를 지배한다. 결과적으로 충수염 초기 단계의 통증은 배꼽 부위에서 오는 것으로 인식된다.

이제 염증이 있는 충수가 터지면 어떻게 되는지 생각해보자. 충수에서 방출된 물질은 충수 위의 체강막에 염증을 일으킬 것이다. 염증은 해당 부위와 연결된 척수신경 내의 1차 침해수용성 신경세포의 말초 프로세스를 활성화하며, 그 결과 충수 바로 위 피부에서 오는 것처럼 인식되는 통증이 생길 것이다. 통증 근원에 대한 인식

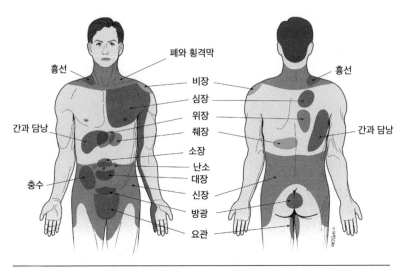

그림 7.3 내장 병변과 연관된 통증의 대략적인 위치를 보여주는 지도

의 변화는 충수염의 특징 중 하나다.

체성 및 내장 침해수용성 신경세포가 동일한 2차 신경세포에서 시냅스를 이루기 때문에 통증이 연관된다는 생각은 합리적이다. 하지만 내장 및 체성 통증이 두 가지 중요한 측면에서 다르다는 사실은 설명할 필요가 있다. 충수염으로 인한 초기 통증은 내장신경에서 유래되는 둔하고 분산된 것처럼 느껴지는 반면, 충수가 터져 체성신경이 활성화돼 유발되는 통증은 날카롭고 국소적이며 피부에서 오는 통증과 같다.

더욱 역설적인 것은 비장이 파열될 때 일어나는 일이다. 비장은 횡격막 바로 아래 복강 좌측 상부에 위치하는데 환자는 왼쪽 어깨에서 통증을 느낀다(그림 7.3). 비장 파열 시 혈구세포는 자신이 속하지 않고 면역계의 공격을 받는 인접한 공간으로 누출된다. 방출된 염증 유발 사이토카인은 횡격막으로 확산돼 횡격막신경에서 활동전위를 시작한다. 횡격막신경은 어깨를 지배하는 체성신경과 같은 위치에서 척수로 들어간다. 결과적으로 횡격막신경의 활동전위가 2차 신경세포를 활성화할 때 뇌는 통증의 원인을 비장 파열이 아니라 어깨 탓으로 돌린다.

이제 통증이 부상이나 염증에 의해 유발될 수 있고, 신경병증성 또는 중추성일 수도 있으며 혹은 내장과 연관될 수도 있기 때문에 근원을 파악하는 것이 얼마나 어려운지 예측할 수 있다. 더욱이 10장에서 통증이 심리적 근원을 가질 수도 있다는 것을 배우게 되면 통증이 상상외로 복잡하다는 것을 알 수 있다.

중추성 통증을 제외하고, 신경과학자들이 통증 정보의 전달에 필수적인 침해수용성 경로의 많은 분자 구성요소를 확인했다는 것은 지금까지 제시된 모든 것에서 명백하다. 이 정도의 이해도 대단한 성과이지만 아직 논의할 이야기의 일부일 뿐이다. 최근의 연구에 따르면 이 경로와 통증은 뇌의 더 높은 곳에서 발생하는 외부 신경회로에 의해 조절된다. 다음 장에서는 외부 신경회로를 살펴보고, 통증에 대한 인식이 외부 이벤트에 의해 영향을 받는 방법에 대한 이해를 어떻게 넓혔는지 보여준다.

뇌 회로에
의한
통증 조절

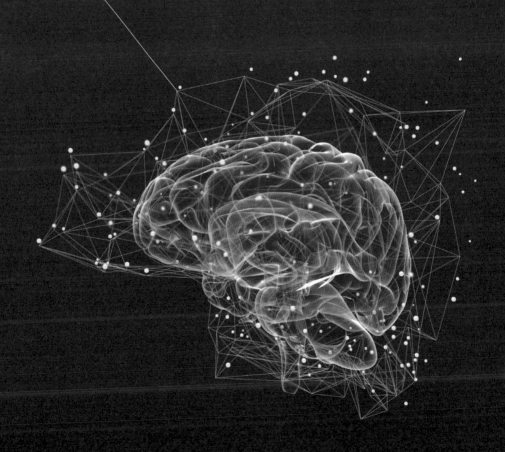

통증의 외부 조절:
하행시스템

8

서론: 새로운 관점

이전 장에서는 부상 혹은 병변에 관한 정보를 제공하는 침해수용성 경로의 1차 및 2차 신경세포를 알아봤다. 그리고 대뇌피질의 중심뒤이랑에 있는 감각 호문쿨루스로 투사되는 시상의 3차 신경세포로 구성된 체성감각시스템에 대해 논의했다. 수년 동안 통증을 완화하려는 노력은 이 경로를 따라 전달되는 정보를 차단하는 데 초점을 맞춰왔다. 체성감각시스템에서 밝혀진 분자 이벤트는 전형적인 부상이나 염증에 대한 초기 반응을 적절하게 묘사한 반면 신경과학과 심리학 분야의 최근 진보는 고통의 의미가 무엇인지에 관해 재평가를 요구했다. 경험을 통해 통증은 단지 촉감이나 시각과 같은 감각이라고 배웠지만 이것이 옳지 않음을 알고 있다. 사실, 체성감각시스템은 뇌에 있는 광범위한 신경망의 한 구성요소일 뿐이다. 이 신경망은 우리가 고통스러운 것으로 경험하는 것이 과거 경험, 기분 및 현재 상황에 의해 형성되도록 한다. 이런 일이 어떻게 일어나는지 앞으로 살펴볼 것이다. 우리가 통증으로 인식하는 것을 조절하는 뇌 회로를 확인하고 특징을 규명하는 것은 만성통증 관리에 중요한 의미가 있다. 먼저 뇌가 통증을 제어하는 방법에 대한 극적인 예부터 시작해보자.

통증, 상황, 아편제

스트레스 유발 진통은 제1차 세계 대전 중 심각한 부상을 입은 군인들이 위험을 피하고자 통증을 무시했던 것으로 잘 알려진 현상이다. 사실 그들은 통증을 무시한 것이 아니라 통증을 자각하지 못했다. 자각Awareness은 나중에 부딪히게 될 복잡한 특성 중 하나다. 그럼에도 통증이 부상에 대한 자동 반응이 아니라는 것은 병사들의 경험을 통해 분명해졌다. 스트레스 유발 진통은 원래 생존을 위해 부상을 무시할 때만 발생하는 것으로 여겨졌는데 사실 생존만이 유일한 이유는 아니다. 산업재해로 심각한 부상을 입었지만 즉각적인 통증을 경험한 기억이 없는 노동자에 대한 많은 보고가 있다. 예를 들어, 한 남성은 작업장에서 세 개의 손가락이 잘렸지만 피를 보기 전까지 자신이 한 일을 깨닫지 못했다. 우리는 앞서 시냅스가 조절 부위라고 언급한 바 있으며, 이제 이러한 모든 효과가 1차와 2차 신경세포를 연결하는 시냅스의 효능을 변경하는 외부 경로에 기인한다는 것을 배우게 될 것이다.

내인성 아편제 탐색

스트레스 유발 진통에 대한 한 가지 설명은 신체가 통증을 다루는 내부 기전을 가지고 있다는 생각에 근거한다. 이 가설의 주 지지자는 스코틀랜드 애버딘대학의 한스 코스털리츠Hans Kosterlitz 교수였다. 그는 전시에 관한 보고서를 잘 알고 있었고, 모르핀의 진통 특성과 전시보고서의 정보를 종합해 아편제Opiate(양귀비에서 얻은 모르핀과 같은 천연물질을 총칭한다. —옮긴이)가 통증을 둔화시킬 수 있는 신체에서 만들어지는 물질을 모방하는 것이라고 가정했다. 그는 이 가상의 내인성 화합물을 '체내 모르핀'의 줄임말인 '엔도르핀Endorphin'이라고 불렀다(Endorphin은 내인성Endogenous과 모르핀Morphine의 합성어다. —옮긴이). 이 단순하지만 논리적인 연결은 통증 관리 역사상 가장 매혹적인 이야기를 탄생시켰다.[1]

엔도르핀이 체내에 존재한다는 제안은 참신하고 흥미로운 아이디어였다. 하지만 엔도르핀의 존재를 증명하는 것은 훨씬 더 어려웠고 두 가지 매우 다른 접근 방식이 필요했다. 첫 번째는 추정되는 엔도르핀을 분리하려는 시도였다. 코스털리츠 연구실 사람들은 운 좋게도 엔도르핀이라는 화합물이 뇌에 존재할 것이라고 정확하게 가정했고, 화합물을 검색하는 데 사용할 수 있는 분석법도 가지고 있었다. 모르핀은 장의 연동운동을 차단해 변비를 유발하는데, 이는 소장 말단 부위인 기니피그 회장을 분리해 사용함으로 실험실에서 직접 확인할 수 있었다. 아이디어는 연동운동을 유도한 후 시험화합물을 추가했을 때 가역적인Reversible 방법으로 연동수축을 억제하는지 확인하는 것이었다. 이때 많은 화합물이 운동을 담당하는 근육을 손상시키거나 죽일 수 있기 때문에 가역성이 중요했다. 잠재적 엔도르핀의 가장 좋은 공급원은 지역 도살장에서 대량으로 얻을 수 있는 돼지의 뇌였다. 실험 프로토콜은 뇌 조직을 잘게 간 후 특정 기준에 따라 분획으로 나눈 다음 회장의 연동운동 분석법을 사용해 각 분획을 테스트하는 것이었다. 이 힘든 작업은 코스털리츠 교수 연구실의 존 휴스John Hughes에게 할당됐으며 그의 인내심은 연구가 성공적으로 진행되는 데 밑거름이 됐다. 그들이 찾는 물질은 뇌에 있었지만 추출하는 동안 분해되기 때문에 행운도 따라야 했다.[2] 그는 수용성 분획이 회장에 대한 모르핀의 효과를 모방한다는 것을 발견했지만 그 분획이 많은 단백질과 기타 여러 화합물을 함유하고 있어 내인성 모르핀을 순수하게 분리하는 데 어려움이 있었다.

한편 미국의 몇 그룹은 시냅스의 분자 구성을 연구하고 있었다. 1960년대와 1970년대 초반에는 시냅스 구조에 대해 많이 알려지지 않았음에도 불구하고 코스털리츠와 다른 사람들은 엔도르핀이 시냅스 기능을 조절해 통증을 차단할 것이라고 예측했다. 이는 단순한 아이디였지만 대단한 결과를 낳았다. 우리는 이미 신경전달물질이 표적 세포막의 특정 수용체에 결합해 반응을 시작하는 방법에 대해 논의한 바 있다. 코스털리츠와 그의 동료들이 옳았다면 시냅스에는 엔도르핀을 인식하는 수용체가 있어야 한다. 결과적으로 당시는 이 가능성을 탐구하기에 적절한 시기였으며 전 세계의 여러 실험실은 이 수용체를 찾을 수 있는 능력이 있었다. 당시 모르핀의 화학구조는 매우 강력한 아편 길항제인 날록손Naloxone을 포함한 많은 유도체와 마찬가지로 이미 알려져 있었다. 날록손은 내인성 아편제보다 추정 수용체에 훨씬 더 강력하게 결합하며, 날록손과 수용체 간의 연결이 실제로 내인성 아편제에 의한 것임을 증명하는 데 사용될 수 있으므로 중요하다. [3](저자는 각주에서 오피오이드Opioid는 뇌에 있는 화합물에 국한해 사용되고, 오피에이트Oipiate는 내인성 화합물의 기능을 모방하는 외부 물질로 정의하고 있다. 그러나 천연에서 얻은 물질들은 오피에이트(아편제), 화학적으로 합성한 물질들은 오피오이드(아편유사제), 뇌 내에 존재하는 진통 활성이 있는 물질들은 내인성 오피에이트로 명명하는 것이 타당하다고 생각된다. 이에 따라 본문의 표기에서 내인성 오피오이드(아편유사제)를 내인성 오피에이트(아편제)로 바꾸어 표기했다. ― 옮긴이)

수소의 방사성 동위원소인 삼중수소(^{3}H)로 분류되는 화합물을 합성하기 위해 새로 개발된 공정도 중요했다. 방사능을 추적해 결합을 탐지할 수 있으므로 수천 번의 지루한 분석을 수행할 필요가 없었다. 1973년 존스홉킨스대학의 캔디스 퍼트Candace Pert와 솔로몬 스나이더Solomon Snyder는 ^{3}H-날록손(날록손을 삼중수소로 표지한 화합물 ― 옮긴이)을 뇌 조직의 균질액에 첨가했다. 그런 다음 균질액은 분획으로 분리됐고 ^{3}H-날록손의 분포를 따라 세포막 분획에서 모르핀 수용체를 확인했으며 이를 뮤(μ)로 명명했다. 뮤 수용체는 일반적으로 뇌에서 처음으로 발견된 엔도르핀 수용체로 여겨지지만 실제로는 마우스의 정관에서 발견된 델타(δ) 수용체와 약리학적 특성이 규명된 카파(κ) 수용체에 이어 3번째로 발견된 수용체다.[4] 이후 카파 및 델타 수용체도 뇌에서 발견됐고, 이로부터 엔도르핀 외에도 다른 내인성 아편제가 존재할 것이라는 생각을 하게 됐다. 이 이론은 1975년 코스털리츠와 그의 동료들이 엔케팔린ENKephalins, ENK이라고 부르는 두 개의 엔도르핀 유사 화합물이 뇌에 있다는 연구 결과를 발표했을 때 확인되었다. 이들은 단백질이 아닌 5개의 아미노산으로 구성된 펜타펩타이드로, 메트-엔케팔린(Tyr-Gly-Gly-Phe-Met)과 류-엔케팔린(Tyr-Gly-Gly-Phe-Leu)이 그것이다. 뇌에서 엔케팔린의 발견은 침해수용을 이해하는 데 결정적이었지만 엔케팔린이 유일한 물질은 아니었고 다른 연구에서 엔도르핀과 유사한 특성을 가진 세 부류의 분자 중 하나에 불과하다는 것이 곧 밝혀졌다. 나머지 두 개는 엔도르핀과 다이노르핀이다. 결국 엔도르핀에 대한 연구는 세 종류의 엔도르핀과 수용체를 발견하는 결실을 맺게 됐다. 다음 과제는 뇌의 아편유사제 수용체가 어디에 분포하는지 결정하는 것이었다.

아편제 수용체의 분포

^{3}H 표지 리간드는 방사선자동촬영Radioautography으로 알려진 새로운 기술을 적용해 유용하게 사용됐다. 기본적으로 아편제 수용체의 분포는 뇌 조직의 얇은 절편을 수용체에 강하고 특이적으로 결합하는 방사성 리간드, 예를 들어 ^{3}H-날록손에 노출시켜 결정할 수 있다. 그런 다음 조직 절편은 필름이 빛에 반응해 검게 변하는 것처럼

방사능이 있을 때 검게 변하는 감광유제로 코팅됐다. 주어진 반응시간이 경과한 후 수용체에 결합된 ³H-리간드가 포함된 영역은 검게 변해 주변 영역과 쉽게 구분할 수 있다. 실험 결과, 놀랍게도 뮤 아편제 수용체는 1차 및 2차 침해수용성 신경세포 사이의 시냅스 위치인 척수 등 부위의 신경세포와 수로주변회백질PeriAqueductal Gray, PAG로 알려진 구조를 포함하는 중뇌의 신경세포 그룹에서 발견됐다.[5] 후자의 발견은 일부 연구에서 PAG에 전기 자극을 주었을 때 촉각, 압력 또는 온도 감각을 방해하지 않고 통증을 감소시킬 수 있음을 보여주었기 때문에 특히 중요했다. 사실, 이러한 자극의 진통 효과는 매우 강력해 완전히 깨어 있는 쥐에게 고통을 주지 않고 수술을 할 수 있었다. 계속된 연구는 내인성 아편제의 진통 효과가 뮤 수용체 길항제인 날록손을 주사함으로 차단될 수 있음을 밝혔다.

종합하면 이러한 결과는 내인성 엔도르핀과 수용체가 심각한 외상으로 인한 통증을 차단하는 고유한 시스템을 구성한다는 강력한 증거를 제공했다. 그들은 PAG를 통증 인식의 필수 센터로 지칭하기도 했다.[6]

신경해부학적 관점에서 볼 때 데이터에 대한 가장 간결한 해석은 척수에 있는 2차 침해수용성 신경세포의 일부 축삭이 PAG의 신경세포에서 끝나는 상행성 경로를 형성한다는 것이다(그림 8.1). 이경로는 활동전위의 공세를 유발하는 심각하거나 외상성 부상 후에만 활성화된다. 이러한 전위는 경로를 따라 전파돼 엔케팔린을 포함하는 PAG 신경세포를 자극한다. 신경세포에서 유도된 활동전위는 축삭을 따라 척수의 후각으로 내려가 엔케팔린의 방출을 촉진해 1차 및 2차 신경세포 사이의 시냅스 전달을 차단한다. 즉, 외상이 말초의 침해수용성 신호를 차단하는 엔케팔린의 방출을 유도하기 때문에 심각한 부상 후에 경험하는 스트레스 유발 진통이 발생한다(그림 8.1). 더욱이 이는 뇌의 신경세포가 통증에 대한 인식에 어떻게 영향을 미칠 수 있는지에 대한 최초의 증거였다. 지금까지의 이야기는 시작에 불과하다. 그림 8.1에서 볼 수 있듯이 통증에 대한 인식을 바꾸는 PAG의 여러 다른 경로가 있기 때문이다.

이러한 연구의 임상적 결과 중 하나는 1980년대 임상의가 피부 아래에 작은 펌프를 이식해 모르핀을 척수 주변 공간에 직접 투여한 것이다. 모르핀의 일부는 척수의 등 부위로 확산돼 특정 종류의 만성통증을 완화했다. 다소 극단적인 시도였지만 이후 아편제는 수술 후 통증과 여러 종류의 지속적인 통증에 선호되는 치료 방법이 됐다. 오늘날 훨씬 더 정교한 펌프가 사용되고 있지만 문제는 아편제를 만성적으로 사용하면 항상 다양한 부작용이 동반된다는 점이다. 즉각적인 효과는 행복감, 환각, 졸음, 변비 및 심각한 호흡곤란을 포함한다. 더 심각한 것은 종국에 내성Tolerance이 발생한다. 내성은 동일한 수준의 진통 또는 행복감을 얻기 위해 더 많은 약물이 필요함을 의미하며, 이로 인해 다른 증상을 악화시키기도 한다. 아편제 수용체가 정관에 존재한다는 초기의 발견은 그들이 PAG와 척수에 국한되지 않을 것임을 나타낸다. 실제로 방사선촬영 연구는 곧 아편제 수용체가 뇌 전체에 널리 분포돼 있음을 밝혀냈고, 장기적인 아편제

통증의 뇌과학

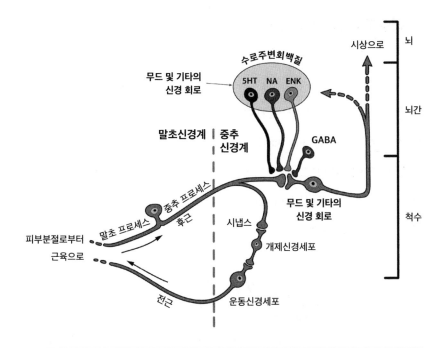

수로주변회백질

무드 및 기타의
신경 회로

5HT NA ENK

시상으로   뇌

뇌간

말초신경계 | 중추
         신경계

GABA

무드 및 기타의
신경 회로

척수

중추 프로세스

말초 프로세스   후근

피부분절로부터

근육으로

시냅스

개제신경세포

전근

운동신경세포

그림 8.1 척수에 있는 1차 및 2차 침해수용성 신경세포 사이의 수로주변회백질에서 시냅스로 내려가는 경로

척수에 있는 1차, 2차 침해수용성 신경세포 사이의 수로주변회백질에서 시냅스로 내려가는 경로. 엔케팔린(ENK)의 방출은 침해수용성 신호의 전달을 차단함으로써 진통을 일으킨다. 엔케팔린 신경세포는 2차 신경세포의 축삭에서 시상(점선)으로 이어지는 두 갈래 중 왼쪽 화살표로 묘사된 상행성 경로를 통해 활성화된다. 세로토닌(5HT), 노르아드레날린(NA) 및 감마 아미노부티르산(GABA)을 포함하는 신경세포의 하행성 경로도 시냅스를 조절한다. 5HT 경로는 직접적이지 않다. 또한 PAG는 뇌의 신경 회로로부터 입력을 받는다.

남용에 의한 이들 시스템의 붕괴는 우리가 언급한 중독의 신체적 징후를 완벽하게 설명한다.

척수의 아편제 작용기전

척수에서 방출된 엔케팔린이 통증을 약화시키는 방법을 이해하기 위해 아편제 수용체의 위치와 기능을 살펴보자. 이들 수용체의 일반적인 구조는 그동안 얘기했던 다른 수용체들과 유사하며 리간드 결합부위를 포함하는 세포외 영역, 일곱 개의 막 횡단 나선형 고리와 세포 내 말단으로 구성돼 있다. 가장 중요한 사실은 뮤 수용체가 1차 침해수용성 신경세포의 시냅스전 말단Presynaptic Terminal에 있다는 것이다(그림 8.2).

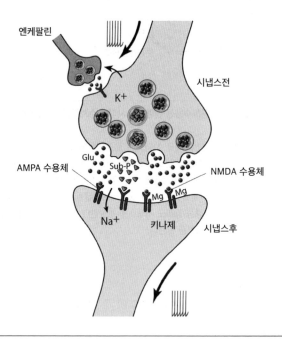

그림 8.2 엔케팔린(ENK) 신경세포의 축삭은 1차 침해수용성 신경세포의 시냅스전 말단과 시냅스를 형성한다. 외상성 병변으로 인해 PAG에서 엔케팔린 신경세포가 활성화되면 엔케팔린(ENK)이 시냅스 틈새로 방출된다. 엔케팔린이 수용체에 결합하면 칼륨 이온이 세포 외부로 방출돼 일어나는 과분극으로 인해 글루타메이트와 P물질의 방출 그리고 2차 신경세포의 활성화가 차단된다.

PAG에서 축삭을 따라 전파되는 활동전위가 시냅스전 말단의 시냅스에 도달하면, 엔케팔린이 시냅스 틈새로 방출된다. 방출된 엔케팔린은 뮤 수용체와 결합해 키나제를 활성화함으로써 시냅스전 말단 세포 내 영역의 구조적 변화를 일으켜 두 가지 주요 효과를 나타낸다. 첫째, 칼륨 채널을 열어 말단을 과분극시키고 말초에서 오는 활동전위에 저항하게 만든다. 둘째, 칼슘 이온이 말단 안으로 들어오는 것을 차단하는데, 칼슘 이온은 시냅스 소낭의 이동에 필요하다. 이러한 변화의 최종 결과는 글루타메이트 또는 P물질의 방출이 없고, 시냅스 후막에서 AMPA 또는 NMDA 수용체가 활성화되지 않으며, 이로 인해 강력한 진통 효과가 나타난다는 것이다. 이 모든 것은 침해수용에서 1차와 2차 신경세포 사이 시냅스의 필수적인 역할에 대해 배웠던 내용을 떠올리면 완벽하게 이해할 수 있다.

하행 경로: 감마 아미노부티르산

살펴본 내용을 일관된 틀에 적용하기 위해 LTP와 LTH의 분자 수준에서의 규명은 통증에 대한 이해에 중요한 돌파구로 여겨졌으며, 경로의 고유 구성요소를 표적으로 하는 진통제 발굴을 촉진했음을 기억하자. 그러나 엔도르핀 시스템의 발견으로 통증에 대한 인식은 이론적으로 추가적인 표적을 제공할 수 있는 외부 경로에 의해서도 영향을 받는다는 사실이 분명해졌다. 바리움Valium과 같은 항불안제가 진통 활성을 가지고 있다는 사실이 알려지면서 이론은 오히려 빨리 실용화됐다. 엔케팔린 경로가 유일한 것이 아니라는 증거도 있다. 통증에 영향을 미치는 다른 외부 신경전달물질 경로가 있고, 이러한 경로는 침해수용 시스템의 일부가 아니라 기분과 같은 고차원적인 뇌 기능과 연결돼 있다(그림 8.1 및 8.2).

바리움은 신경전달물질로 감마 아미노부티르산GABA을 사용하는 경로를 표적으로 한다. GABA는 뇌와 척수에 널리 분포돼 있지만 기능은 시냅스후 표적을 흥분시키지 않기 때문에 다른 신경전달물질과 확연히 다르다. 오히려 GABA는 시냅스 전달을 감소시키거나 방지한다.[7] 과도한 시냅스 발화를 방지하는 GABA의 기능이 발견되기 전까지 뇌에 억제성 신경전달물질이 있다는 개념은 이상하게 여겨졌다. GABA 활동이 감소하면 뇌의 신경세포는 필요 이상으로 활성화돼 불안, 스트레스, 심박수 증가, 고혈압 등의 문제를 유발할 수 있다. 특히 불안은 통증을 증가시키므로 최적 수준의 GABA 기능을 유지하는 것은 임상의와 제약 산업에 중요한 문제다.

GABA 신경세포는 통증 자극을 전달하는 데 중요한 역할을 하는 후각 영역에서 발견된다. 예상할 수 있듯이 GABA 신경세포의 축삭은 1차 침해수용성 신경세포의 시냅스전 말단과 시냅스를 형성한다(그림 8.3). GABA 수용체는 A, B 두 가지 유형이 있지만 말단 세포막에 있는 것은 A형이다.[8] GABA 수용체는 다섯 개의 소단위로 구성돼 있으며, 각 소단위는 여러 번 막을 횡단하는 부위와 GABA와 결합하는 매우 긴 외부 분절을 포함한다. 소단위는 다양한 조합으로 결합해(대표적인 형태는 $\alpha 2 \beta 2 \gamma$ 조합이다. —옮긴이) 염소

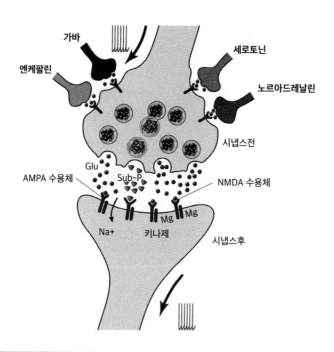

시냅스전 쪽 라벨: 가바, 엔케팔린, 세로토닌, 노르아드레날린, 시냅스전

중앙 라벨: Glu, Sub-P, AMPA 수용체, NMDA 수용체

하부 라벨: Na+, 키나제, Mg, Mg, 시냅스후

그림 8.3 이미 엔케팔린 시스템의 기능에 대해 논의한 바 있다. 여기에서 통증을 조절하는 다른 하행 경로를 볼 수 있다. 세로토닌(5HT), 노르아드레날린(NorA) 또는 감마 아미노부티르산(GABA)을 포함하는 신경세포의 축삭은 1차 침해수용성 신경세포의 시냅스전 말단과 시냅스를 형성한다. 이들 신경세포의 자극은 신경전달물질의 방출을 일으켜 글루타메이트 및 P물질의 방출을 조절하고 침해수용성 경로에서 2차 신경세포와의 통신에 영향을 미친다.

이온$_{Cl-}$의 유입을 조절하는 중앙 채널과 함께 기능적 수용체를 형성하는데, 이때 음전하를 주목해야 한다. GABA가 수용체와 결합하면 채널이 열리고 염소 이온이 세포 내로 들어가 신경 말단을 더욱 음성으로 만들어 과분극화한다. 이 과정은 병변 부위에서 도달하는 활동전위가 말단을 탈분극시켜 글루타메이트를 방출할 가능성을 줄인다. 즉, 침해수용성 경로는 GABA의 양에 따라 억제되거나 조절된다. 척수의 GABA 농도를 감소시키는 질병이나 결함은 1차 및 2차 신경세포 사이의 더 많은 시냅스 활동을 허용하고 통각과민에 기여할 수 있다. 프레가발린Pregabalin(상품명 리리카)과 같은 약물은 GABA 수치를 증가시켜 효과를 향상시키기 때문에 중요하다.[9] 그러나 GABA와 수용체의 기능은 과도한 시냅스 활성을 방지하는 것이다. 따라서 인위적으로 GABA 수준을 높이는 것이 병변에 대한 반응으로 시냅스 전달을 유의하게 차단하는지 여부는 분명치 않다. 리리카는 일부 유형의 통증만 치료하도록 FDA의 승인을 받았으며, 일상적인 통증 관리를 위해 효과적인 GABA 진통제를 설계하기는 어려운 것으로 입증됐다. 주요 장애는 뇌에서 GABA 수용체가 활성화되면서 발생하는 어지러움 및 진정과 같은 부작용으로 대부분이 통증 인식에 관여하지 않는다.

하행 경로: 세로토닌과 노르아드레날린

침해수용성 경로의 외부 조절제로서 내인성 아편제와 GABA 경로는 둘 다 통증 인식이 외부 환경에 의해 영향을 받을 수 있는 방법을 설명하기에 충분하다고 생각할 수 있다.

그러나 자연은 필수적인 기능에 대한 중복성Redundancy을 좋아한다. 지금부터는 통증 관리에 중요한 표적이 되는 두 개의 추가적인 하행 경로에 대해 논의해보자. 하나는 신경전달물질인 세로토닌(5-하이드록시트립타민 또는 5HT)이고 다른 하나는 노르아드레날린(또는 노르에피네프린)을 포함하는 신경세포로 구성된다. 임상의들이 이러한 경로를 표적으로 하는 삼환계 항우울제Tricyclic Antidepressants가 특정 종류의 통증을 완화할 수 있다는 것을 발견했기 때문에 이 신경전달 물질들이 중요하다는 것을 알고 있다.

　노르아드레날린과 세로토닌 신경세포의 세포체는 뇌의 중심에 위치하며 연구에 의하면 이들 중심 센터가 두려움, 불안 및 기타 감정을 담당하는 회로로부터 입력을 받는 것으로 나타났다. 특히 노르아드레날린 신경세포는 주의Attention를 유지하는 능력과 관련이 있으며 이는 다음 장에서 다룰 중요한 주제다. 세로토닌 및 노르아드레날린 신경세포의 축삭은 하강해 1차 침해수용성 신경세포의 시냅스전 말단에서 시냅스를 형성한다(그림 8.3). 노르아드레날린 경로의 진통작용은 시냅스전 말단에 도달한 활동전위가 노르아드레날린을 시냅스 틈새로 방출할 때 발생한다. 노르아드레날린은 시냅스전 말단의 세포막에 있는 알파-아드레날린 수용체에 결합해 시냅스전 전압-개폐 칼슘 채널을 저해하는 물질들을 활성화시킨다. 칼슘은 글루타메이트 방출을 위한 시냅스 소낭을 이동하는 데 필요하기 때문에 2차 신경세포의 활성화를 방지하고 시상으로 신호를 보내지 않는다. 세로토닌의 역할은 통증 처리에 영향을 줄 수 있는 적어도 12개의 다른 5HT 수용체가 있기 때문에 더 복잡하다. 확실한 것은 후각에서 세로토닌의 방출이 1차와 2차 침해수용성 신경세포 사이의 통신을 감소시킨다는 것이다.

노르아드레날린과 세로토닌 농도 증가

이러한 설명은 이 두 가지 신경전달물질이 진통 효과를 나타내는 방법을 이해하기 위한 기본 틀을 제공한다. 세로토닌과 노르아드레날린 경로는 다른 방식으로 신경 전달을 차단할 수 있는 후각의 신경세포와 시냅스를 형성하기 때문에 현실은 더 복잡하다.

그럼에도 기억해야 할 한 가지 중요한 사실은 이러한 복잡성에 구애받지 않고 경로에 영향을 미치는 삼환계 항우울제는 특정 종류의 통증을 개선하는 데 유용한 것으로 입증됐다는 것이다.

이 약물은 두 가지 방식으로 작용한다. 첫째, 우리는 경험을 통해 장기간의 통증이 불안증을 일으키고, 통증 감각이 예민해진 진행성 우울 상태로 이어질 수 있음을 알고 있다. 따라서 GABA 효능제와 마찬가지로 항우울제는 우울증을 감소시켜 통증을 완화할 수 있다. 그러나 우울증이 줄어들기까지는 몇 주 또는 몇 달이 걸릴 수 있는 반면, 특정 항우울제는 수일 내에 통증을 완화할 수 있다. 이와 같은 타이밍의 불일치는 우울증에 대한 효과와는 다른 진통 효과가 있음을 시사하며, 이와 같은 진통 메커니즘을 규명하려는 노력으로 이어졌다.

신경전달물질의 효능은 수용체를 활성화시키기에 충분히 높은 농도로 시냅스 틈새에 얼마나 오래 머무르는지에 따라 결정된다. 일부 신경전달물질의 농도가 높아지면 유익한 효과가 있다는 좋은 증거가 있기 때문에 시냅스 틈새에서 신경전달물질의 운명을 조절하는 프로세스를 규명하는 것이 중요했다. 신경전달물질 중 일부는 단순히 특정 효소에 의해 분해되지만, 임상적으로 훨씬 더 중요한 세로토닌 또는 노르아드레날린의 농도를 감소시키는 두 개의 프로세스가 있다. 첫 번째는 각 신경전달물질을 시냅스전 말단으로 다시 운반하는 시스템에 의해 시냅스 틈새에서 제거되는 것이다(이 과정을 신경전달물질의 흡수reuptake라 표현한다. —옮긴이). 삼환계 항우울제는 이 흡수 기전을 차단해 틈새에서 세로토닌 또는 노르아드레날린의 유효 농도를 더 오랫동안 유지한다. 놀라운 발견은 이런 흡수 과정이 마리화나(대마초)에서 발견되는 성분에 의해 차단된다는 것이다. 이 내용은 다음 장에서 좀 더 자세히 설명한다.

두 번째 과정은 말단으로 흡수된 신경전달물질의 운명과 관련이 있다. 일부는 방출을 위해 소낭으로 재포장되지만 일부는 모노아민 산화효소MonoAmine Oxidase, MAO에 의해 파괴된다. 따라서 MAO 저해제로 알려진 약물은 세로토닌과 노르아드레날린의 대사를 방지해 더 많은 물질이 시냅스 틈새로 재방출될 수 있도록 한다. MAO 저해제는 슬픔이나 불안과 같은 우울증과 관련된 증상을 완화하는 데 유용하며, 일부 유형의 만성통증에도 효과적인 것으로 밝혀졌다. 그러나 중단 시 금단증상을 포함해 심각한 부작용이 있어 현재는 다른 항우울제가 효과가 없는 경우에만 사용된다.

삼환계 항우울제는 일부 유형의 통증을 완화시킬 수는 있지만 세로토닌 수송담체Serotonin Transporter가 노르아드레날린의 것과 다르다는 사실에 근거해 세로토닌 신경세포 말단으로의 흡수를 선택적으로 차단하는 약물이 개발됐다.[10] 프로작Prozac, 렉사프로Lexapro, 팍

실Paxil 및 졸로푸트Zoloft와 같은 선택적 세로토닌 흡수 저해제Selective Serotonin Reuptake Inhibitors, SSRIs는 무드 상승제로 매우 성공적이었으며, 뒤를 이어 레복세틴Reboxetine과 같은 노르아드레날린 흡수 저해제Noradrenalin Reuptake Inhibitors, NRIs도 개발되었다. 그러나 궁극적인 발전은 세로토닌과 노르아드레날린 흡수 저해제Serotonin and Noradrenalin Reuptake Inhibitors, SNRIs의 개발이었다. 둘록세틴Duloxetine은 당뇨병성 신경병증으로 인한 통증 치료에 미국 FDA의 승인을 받은 최초의 이중 저해제였다(세로토닌과 노르아드레날린 두 신경전달물질의 흡수를 모두 차단하기에 이중이라는 명칭을 사용한다. ―옮긴이). 신경전달물질의 흡수를 차단해 진통 효과를 나타내는 다양한 진통제들을 검토한 결과 SNRI 계열 치료제들이 섬유근육통 및 골관절염으로 인한 통증에 가장 뛰어난 진통 효능을 나타냈다. 그러나 이 계열 약물 중 어느 것도 통증 완화에 보편적으로 효과적이지는 않기 때문에 다른 치료법과 함께 보조제로 사용된다. 아쉽게도 수용체 시스템의 반응성은 통증의 유형 및 지속 시간, 약물 투여 방식에 따라 다르기 때문에 흡수 차단 진통제의 추가 개발에는 어려움이 있다. 또한 이 약물들은 다른 유형의 만성통증을 치료하는 데 효과가 제한적이다.

이제 통증이 가장 복잡한 감각이라는 주장이 과장이 아니라는 것이 분명해보인다. 이전 장에서 병변의 정보를 처리하는 체성감각시스템의 중요성에 대해 논의했다. 하지만 체성감각시스템은 단독으로 작동하지 않기 때문에 지금까지 배운 내용은 일부에 불과하다. 체성감각시스템은 엔도르핀, GABA 등을 방출해 통증을 조절할 수 있는 경로에 의해 크게 영향을 받는다. 이 신경전달물질들은 1차 및 2차 신경세포 사이의 시냅스를 가로질러 통증 자극의 전달을 미세 조정한다. 또한 그들은 동시에 작동하지 않고 각기 다른 원인으로 발생하는 통증을 완화한다. 엔도르핀 시스템은 심각한 부상 후 통증을 차단하고, GABA는 정상적인 부상에 대한 반응으로 과도한 활성화를 방지하며, 세로토닌과 노르아드레날린은 기분을 상승시키기 위해 통증을 감소시킨다. 기분 상승은 기분, 불안, 주의를 조절하는 뇌의 센터에 통증 제어를 연결하기 때문에 매우 중요하다. 이는 통증이 주관적인Subjective 이유를 설명할 뿐만 아니라 이러한 입력을 담당하는 뇌 신경망이 확인되면서 통증을 관리하기 위한 비약리학적 접근으로 이어졌다. 그렇다고 해서 새로운 진통제 개발의 중요성이 감소되지는 않았다. 다음 장에서는 몇 가지 유망한 표적에 대해 논의하고 진통제를 시장에 출시하기 위해 해결해야 할 과학적, 제도적 문제점을 설명한다.

통증 완화:
약리학적 접근

9

치료제 개발

강력하고 선택적인 진통제를 성공적으로 개발하는 데는 수년이 걸리고, 많은 비용이 들며, 어려움과 도전으로 가득 차 있다. 이 과정에는 여러 단계에 걸쳐 엄격한 기준에 따라 잠재적인 약물 후보가 다음 단계로 진행된다. 개발 과정을 통해 소수의 화합물만이 실제로 소비자가 사용할 수 있는 약물이 된다. 먼저 약물 개발의 잠재적인 표적을 식별하기 위한 몇 가지 접근 방식을 논의한다. 그다음 만성 통증 치료제를 시장에 출시하는 것이 왜 그렇게 어렵고 비용이 많이 드는지 논의하면서 극복해야 하는 문제의 규모를 설명한다.

표적 선정

아편과 버드나무 껍질

진통제 개발에 있어 가장 중요한 단계는 우선적으로 통증을 완화하는 유망한 표적 분자를 식별하는 것이다. 초기에는 자연에서 발견한 것을 이용했었다. 오늘날 가장 효과적인 진통제의 대부분은 비록 조잡한 형태이기는 하지만 고대에 실제로 사용됐다는 점에 주목할 필요가 있다. 고대 그리스인과 이집트인은 양귀비과 식물인 양귀비 Papaver Somniferum의 설익은 씨앗이 가지고 있는 진통 특성에 대해 알고 있었다. 양귀비 씨 추출물로 만든 혼합물과 엘릭서elixirs(일반적으로 약용식물 추출물을 물과 알코올로 녹여 만든 경구용 액제—옮긴이)는 수세기 동안 널리 사용됐지만,[1] 화학의 발전으로 활성 성분인 모르핀이 정제될 때까지 진정한 잠재력은 숨겨져 있었다. 모르핀은 졸음을 일으키는 경향이 있기 때문에 그리스의 잠의 신 모르페우스Morpheus의 이름을 따라 명명됐다. 후에 거대 제약사인 머크로 성장한 독일의 한 회사가 1825년 최초로 모르핀을 산업적으로 생산했다. 일단 효과적인 약제가 확인되면 의약화학자들은 더 효과적인 약물을 개발하기 위해 유도체를 합성한다. 모르핀에서 코데인, 옥시코돈, 펜타닐이 나왔고 코카인에서 프로카인, 리도카인 등의 여러 진통제가 나왔다.[2]

일부 고대 문화에서는 양귀비의 대안으로 버드나무 껍질 추출물을 사용했는데, 1820년 활성 성분으로 살리실산salicylic acid이 확인됐다. 40년 후 살리실산이 양산됐지만 설사와 구토와 같은 부작용이 있어 다소 실망스러웠다. 그 이후 살리실산 유도체에 대한 연구는 계속됐고, 1890년대 후반 독일 바이엘 사의 펠릭스 호프만Felix Hoffman은 아세틸살리실산이 더 나은 선택임을 발견했다. 아세틸살리실산은 세계에서 가장 널리 사용되는 진통제인 아스피린Aspirin이라는 상품명으로 판매됐다. 따라서 고대의 통증 치료제를 이용해 적어도 두 개의 거대한 제약회사가 탄생한 셈이다.

위에서 설명한 접근 방식은 식물에서 추출한 약물이 효과적이라는 실험적 증거에 기반을 두었다. 하지만 실제로 약물이 진통 효과를 나타내는 작용기전을 정확히 몰랐기에 약효를 높이고 부작용을 줄이기 위해 약물을 개량하는 데 한계가 있었다. 과학자들은 아스피린이 위장을 자극할 수 있으며, 아라키돈산을 프로스타글란딘의 전구체로 전환시키는 효소인 사이클로옥시게나제COX를 저해한다는 사실을 발견하기까지 오랜 시간이 걸렸다. 프로스타글란딘은 염증과 그에 따른 통증, 발열 및 동맥 확장의 중요한 매개체로 머리의 동맥이 확장되면 두통이 발생한다. 아스피린, 이부프로펜, 나프록센과 같은 COX 저해제는 두통에 가장 많이 팔리는 진통제가 됐다. 이들은 모두 비스테로이드성 항염증제NonSteroidal Anti-Inflammatory Drugs, NSAIDs에 속한 약물이다. NSAIDs에는 한 가지 주요 단점이 있다. 곧 일부 프로스타글란딘은 산으로부터 위장관을 보호하기 때문에 COX를 저해하면 위벽을 자극할 수 있고 반복적인 사용은 궤양을 일으킬 수 있다. 1988년 브리검영대학교Brigham Young University의 과학자들은 또 다른 사이클로옥시게나제인 COX-2를 발견했다. 세포에

통증의 뇌과학

기본적으로 존재하는 오리지널 COX(COX-1)와 달리 COX-2는 주로 염증과 관련된 세포에 존재하며 사이토카인과 같은 염증 유발 물질에 의해 발현이 증가한다. 또한 COX-1과 COX-2는 서로 다른 특성을 가진 프로스타글란딘을 생성한다. COX-1은 산의 공격으로부터 위장관을 보호하는 프로스타글란딘을 생성하는 반면 COX-2는 통증, 발열 및 염증과 관련된 프로스타글란딘을 생성한다. 한편 대부분의 전통적인 NSAIDs는 COX-1과 COX-2를 모두 저해한다. 당연히 선택적 COX-2 저해제를 개발하는 것이 부작용 측면에서 유리하다는 생각이 들었고, 효소의 구조가 다르기 때문에 선택적 COX-2 저해제의 개발은 가능했다. COX-2 발견 후 3년이 지나 몬산토의 설Searle 그룹은 선택적 COX-2 저해제를 합성했고, 화이자Pfizer는 최초로 셀레브렉스Celebrex라는 상품명의 선택적 COX-2 저해제를 시장에 출시했다. 아스피린과 유사한 약물들은 비선택적 NSAIDs인 반면 셀레브렉스는 선택적 NSAID다. 셀레브렉스는 COX-2를 선택적으로 저해해 위장을 자극하지 않으면서 관절염으로 인한 통증을 완화한다. 이 이야기는 두 가지 사실을 보여준다. 첫째, 표적을 알면 효과적인 약물 개발이 훨씬 쉬워지며, 이러한 지식은 제약 산업에 크게 기여한다. 둘째, COX-2의 경우와 마찬가지로 대학 실험실에서 기초연구를 수행하는 과학자들에 의해 많은 표적이 확인된다. 연구비는 정부 기관인 국립보건원이나 국립과학재단에서 주로 나오기 때문에 약물 개발에 필요한 많은 작업은 제약 업계가 아닌 세금으로 지불된다.

마리화나

진통제의 또 다른 천연 공급원은 대마초속 식물이다. 마리화나로 알려진 대마초Cannabis Sativa의 말린 꽃이나 잎은 환각, 행복감, 항경련 그리고 진통 작용으로 수 세기 동안 사용돼 왔다.[3] 마리화나 추출물은 신경병증성 및 염증성 통증을 완화하는 데 특히 효과적인 것으로 보이지만 다양한 부작용이 있다.[4] 그동안 마리화나는 남용되는 물질로 간주됐었기 때문에 마리화나로부터 진통 성분을 분리하는 시도에는 많은 제약이 있었다. 이러한 제한은 1990년대에 부분적으로 해제됐고 후속 연구는 마리화나가 모든 유형의 통증을 치료하는 새롭고 유망한 표적임을 보여주었다.

마리화나는 100개가 넘는 다양한 화합물(칸나비노이드)을 함유하고 있지만, 마리화나의 행동효과 중 다수는 일반적으로 THC로 알려진 델타-9-테트라 하이드로 칸나비놀Delta-9-Tetra-Hydro-Cannabinol에 기인한다. THC는 CB1과 CB2 두 수용체에 결합해 통증을 완화하며, 두 수용체 모두 세포막을 일곱 번 횡단하는 단백질이다. 이전 장에서 이와 유사한 수용체에 대해 논의한 바 있다. CB1 수용체는 신경계 전체에 널리 분포돼 있는 반면, CB2 수용체는 주로 말초에 위치한다. 그러나 가장 중요한 것은 CB1 수용체가 수로주변회백질PAG, 후근신경절 및 1차 침해수용성 신경세포로부터 입력을 받는 척수 등 부위의 신경세포에서 발견됐다는 것이다. 시상에서도 약간의 CB1 수용체가 발견된다. 이들은 모두 침해수용성 정보를 처리하는 주요 접속점이기 때문에 CB1 수용체가 통증을 조절하는 위치에 있음이 분명해보인다. CB1 수용체의 기능을 이해하는 데 중요한 진전은 이 수용체에 결합하는 THC의 내인성 칸나비노이드(대마초 성분인 THC를 포함한 칸나비노이드와 같은 수용체에 결합해 유사한 활성을 나타내며, 체내에 존재하는 칸나비노이드 물질—옮긴이)로 최초의 리간드인 아난다마이드[5]를 발견한 것이다.

CB1 수용체는 GABA 신경세포의 기능을 조절하지만, 척수의 등 부위에 있는 1차 및 2차 신경세포 사이의 시냅스에서도 진통 효과를 발휘하는 것으로 생각된다. 칼슘의 유입에 대한 반응으로 시냅스후 신경세포의 말단에서 아난다마이드가 합성되기 때문에 진통효과가 일어나는 방법은 일반적이지 않다. 아난다마이드 합성은 부상 후 글루타메이트에 의한 2차 신경세포의 활성화와 직접적으로 연결된다. 새로 합성된 아난다마이드는 시냅스 틈새로 방출돼 시냅스전 말단의 세포막에 있는 CB1 수용체에 결합한다. 시냅스후에서 시냅스전 말단으로의 통신은 역행 신호Retrograde Signaling로 알려져 있다. 아난다마이드가 시냅스전 말단의 CB1 수용체에 결합하면 구조의 변화를 일으켜 전압-개폐 칼슘 채널을 차단한다. 이를 통해 글루타메이트의 방출을 저해하고 2차 신경세포의 활성화를 방지한다. 따라서 아난다마이드는 GABA, 아편제 및 앞서 논의한 하행 시스템과 관련된 기타 전달물질이 사용하는 메커니즘을 통해 침해수용성 정보의 전달을 저해한다. 아난다마이드는 2차 신경세포를 활성화하는 글루타메이트의 효능을 감소시키기 때문에 LTP의 출현에도 영향을 미치며, 장기적인 결과를 일으킬 수 있음을 알고 있다.

아난다마이드는 친화력이 높은 수송 시스템에 의해 시냅스 틈새에서 제거되고 지방산 아마이드 가수분해효소Fatty Acid Amide Hydrolase, FAAH에 의해 분해된다.

침해수용성 경로에서 CB1-아난다마이드 시스템의 기능을 이해하는 것은 중요하지만, 문제는 진통제 개발을 위한 표적을 제시할 수 있는지 여부다. 아직까지는 침해수용에서 CB1 수용체의 역할이 뇌의 다른 곳에서의 기능과 다르다는 증거는 없다. 결과적으로 CB1 수용체의 효능을 증가시키는 모든 치료는 THC와 동일한 원치 않는 부작용을 일으킬 것이다. 희망적인 점은 CB1 수용체의 아형이 보고됐다는 것이다. 이들 중 하나가 침해수용과 관련이 있다면 진통제 개발의 훌륭한 표적이 될 수 있다.[6]

또한 마리화나는 말초의 CB2 수용체를 통해 통증을 완화하며, 수용체는 주로 면역세포와 병변에 대한 염증 반응을 매개하는 세포에 있다.[7] 지금까지의 연구는 CB2 수용체의 활성화가 심인성 또는 기타 부작용을 일으키지 않는다는 것을 보여주기 때문에 고무적이다. CB2 수용체는 아난다마이드에 의해 활성화돼 부상 후 염증성 통증을 감소시킨다. 우리는 부상이 ATP 및 기타 물질의 방출을 일으킨다는 것을 알고 있으며, 그중 일부는 침해수용성 신경세포의 말단에 있는 수용체에 결합한다. 이러한 결합은 활동전위를 생성하는 칼슘의 유입을 일으킬뿐더러 아난다마이드를 합성하는 효소를 활성화시킨다. 그런 다음 아난다마이드는 간질 공간으로 방출돼 부상 부위의 염증세포에 있는 CB2 수용체와 결합한다. 이는 세포로부터 염증 유발 사이토카인 및 기타 인자의 방출을 억제하는 신호 전달 이벤트를 일으키기 때문에 중요한 단계다. 아난다마이드는 백혈구의 CB2 수용체에도 결합해 병변 부위로의 이동을 감소시킨다. 따라서 CB2 수용체와의 결합으로 촉발된 이벤트는 염증성 통증의 두 가지 주요 원인(사이토카인 방출과 백혈구 이동—옮긴이)을 공격한다.

아난다마이드는 TRPV1 수용체에 결합해 말초에서 진통에 추가적인 기여를 한다. 부상 후 TRPV1의 활성화가 통증 정보의 전달에 관여하는 활동전위의 생성을 초래한다는 사실을 배웠다. 그러나 TRPV1도 지속적인 리간드의 존재에 의해 빠르게 비활성화되기 때문에 아난다마이드의 존재가 비활성화에 기여할 수 있다는 것도 알고 있다. 아난다마이드가 COX-2에 의해 비활성화된다는 점은 흥미롭다. COX-2 저해제에 대한 반응으로 아난다마이드 수치는 증가해 진통 효과는 증강될 것이다.

비교적 간략한 설명만으로도 CB2 수용체를 활성화하거나, 아난다마이드 합성을 촉진하거나, 분해를 방지하는 약물 개발에 많은 이점이 있음이 분명해진다. 현재 아난다마이드를 분해하는 지방산 아마이드 가수분해효소FAAH 저해제가 염증으로 인한 통증에 상당한 진통 효과가 있는 것으로 보고돼 아난다마이드 분해를 방지하는 것은 매우 유망해보인다.

칸나비디올CannaBiDiol, CBD은 마리화나의 또 다른 성분으로 상당한 진통 및 항염 활성이 있으면서 THC의 향정신성 효과는 없기 때문에 많은 관심을 받고 있다. CBD는 다양한 활성을 가지고 있다.

연구에 따르면 CBD는 CB1 및 CB2 수용체 활성을 차단해 THC와 아난다마이드의 효능과 효력을 감소시킨다. 그럼에도 TRPV1 채널을 둔감하게 만들고 FAAH에 의한 아난다마이드 분해를 저해함으로써 통증 신호를 감소시킨다. 가장 흥미로운 것은 CBD가 노르아드레날린, 도파민, 세로토닌, GABA가 시냅스전 말단으로 흡수되는 것을 차단한다는 점이다. 8장에서 신경전달물질의 수준을 유지하면 1차 신경세포와 2차 신경세포 사이의 시냅스에서 시냅스 전달이 감소한다는 사실을 알아봤다. 더 많은 연구가 필요하지만 CBD가 실제로 신경전달물질의 흡수를 차단한다면 삼환계 항우울제와 세로토닌/노르아드레날린 흡수 차단제를 대체할 수 있다. 현재 캐나다에서 CBD 제제로 사티벡스Sativex가 시판되고 있으며, 현재 진행성 암으로 인한 중등도에서 중증의 통증이 있는 성인 환자의 신경병증성 통증 완화를 위한 보조 치료제로 사용되고 있다.[8]

CB2 수용체와 칸나비디올의 진통 효과에 대한 연구가 진행 중이지만, CB1/CB2 수용체를 인식하는 수종의 다른 엔도칸나비노이드와 마리화나에 포함돼 있는 많은 화합물에 대한 조사도 진행 중이다. 칸나비노이드 시스템은 여기에서 언급되지 않은 신체의 많은 과정을 조절하기 때문에 부작용에 특별히 주의해야 한다. 또한 시판되고 있는 다양한 칸나비노이드 제제의 품질도 문제가 될 수 있다. 그럼에도 불구하고 지금까지 살펴본 내용을 종합하면 마리화나가 통증 관리의 표적으로 대단한 가능성을 가지고 있는 것은 분명하다.

통증은 1차와 2차 침해수용성 신경세포 사이의 시냅스에서 고유의 신경전달물질 방출을 통해 조절될 수 있다. 이렇게 많은 신경전달물질이 필요한 이유는 각 신경전달물질이 특정 수준의 통증을 조절하도록 조정돼 있기 때문이다. 예를 들어, 아편제는 심각한 부상으로 인한 통증을 예방하고, 노르아드레날린과 세로토닌은 기분 변화에 대한 반응으로 통증을 줄인다. GABA는 시냅스에서 과도한 흥분을 차단해 가장 흔한 유형의 통증을 제한한다. 여전히 THC의 내인성 카바노이드 물질인 아난다마이드의 기능은 잘 모르지만 보상을 얻기 위해 통증을 방지할 수 있다. 좋은 예는 목표를 달성하기 위해 몸에 스트레스를 주는 마라토너가 경험하는 '러너스 하이'다. 이에 대해서는 10장에서 자세히 다룬다. 이 모든 연구의 중요한 의미는 오직 한 개의 신경전달물질 기능을 차단하는 진통제는 모든 유형의 통증을 완화시키지 못한다는 점이다. 아편제조차도 특정 난치성 통증에는 효과가 없다.

침해수용성 경로의 고유 분자

약물 개발을 위한 다른 잠재적 표적은 통증에 관여하는 침해수용성 경로의 키나제, 채널 및 수용체다. 그러나 어느 것이 적합한 표적인지 어떻게 결정할까? 여기서 적합하다는 것은 신체의 세포 사이에 널리 분포되지 않은 분자를 의미한다. 자연은 생명에 필요한 많은 기능을 조절할 수 있는 무한한 선택권을 갖고 있지 않다. 결과적으로 다른 기능을 가진 세포에 동일한 효소와 이온 채널이 사용된다. 즉, 간세포에는 신경세포와 동일한 키나제가 많이 포함돼 있다.

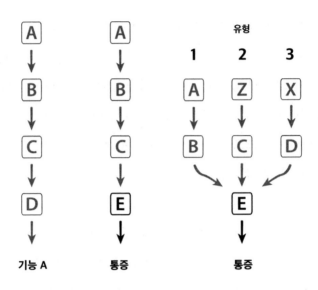

그림 9.1 신약개발을 위한 표적 선정
E가 통증에 특이적이고 가깝기 때문에 가장 좋은 표적이다.

신경세포 사이에도 중복성이 있다. 예를 들어, 신경세포 A의 나트륨 채널은 통증을 유발하는 활동전위를 생성하는 반면, 신경세포 B의 동일한 채널은 통증과 관련 없는 결과를 가져오는 완전히 다른 경로를 따라 이동하는 활동전위를 생성한다고 가정해보자. 이 채널을 저해하는 약물은 두 경로를 모두 방해하기 때문에 적절한 표적이 아닐 것이다. 다른 고려 사항도 있다. 그림 9.1은 대부분의 세포에서 중요한 기능을 수행하기 위해 네 번에 걸친 분자 단계와 침해수용성 신경세포에서 통증을 매개하는 상황을 보여준다. A에서 B 단계를 저해하는 약물이 효과적인 진통제가 되지만 다른 모든 세포의 기능도 차단한다는 것을 알 수 있다. 따라서 최적의 접근 방식은 침해수용성 신경세포에 국한한 E 단계를 차단하는 것이다. 여기에서 A, Z 또는 X를 제어하면 특정 유형의 통증이 예방되는 반면 E를 제어하면 모든 유형의 통증이 차단될 것이다. 분명한 결론은 과학자들이 가능성 있는 약물들을 합성하는 힘든 과정을 시작하기 전에 주의해서 정확한 표적을 선택해야 한다는 것이다.

표적 접근

진통제의 적합한 표적으로 간주될 수 있는 많은 구성요소가 중추신경계에 위치한다는 점은 또 다른 문제를 제기한다. 뇌와 척수는 이온이나 포도당과 같은 영양소는 들어갈 수 있도록 허용한다. 반면 병원체, 독소 및 대부분 화합물의 유입은 혈액뇌장벽Blood Brain Barrier, BBB에 의해 신체의 나머지 부분과 분리돼 있다. 장벽은 뇌와 척수 내의 모세혈관을 둘러싸고 있는 특수 세포와 신경세포와 밀접하게 연결된 지지 세포로 구성된다.[9] 중추신경계 표적에 작용하는 약물은 중추신경으로 들어가기 위해 확실한 화학적 및 물리적 특성을 갖추어야 하므로 약물 디자인을 복잡하게 만든다. 다행히 수년에 걸쳐 수천 가지 화합물이 합성되고 테스트됐으며 동물 연구에서 특성이 평가됐다. 이러한 연구 결과를 활용하면 혈액뇌장벽을 넘을 수 있는 약물을 설계할 수 있어 광범위하고 값비싼 테스트를 피할 수 있다.

BBB 문제를 해결하면 후보 약물이 뇌에 들어갈 수는 있지만 또 다른 문제가 남아있다. 알다시피 뇌는 매우 미세하게 조정되는 구조이고 뇌 기능에 대한 간섭은 특히 심각한 부작용을 낳는다. 이는 표적에 대해 약물이 매우 높은 친화력을 가져야 함을 의미하는데 달성하기 어려울 수 있다. 8장에서 논의한 아편제, THC 및 기타 하행성 경로 저해제들의 부작용을 생각해보자. 다른 예로 후기 LTP의 발달에 필수적인 NMDA 수용체를 차단하도록 설계된 진통제가 있다. 현재 케타민Ketamine, 메만틴Memantine, 아만타딘Amantadine 그리고 덱스트로메토르판Dextromethorphan과 같은 NMDA 수용체 차단제가 시판되고 있다.[10] 이들은 BBB를 통과해 통증을 어느 정도 완화할 수 있지만 모두 환각, 현기증, 피로감 혹은 두통과 같은 부작용을 나타낸다. 이 모든 것이 보여주는 것은 중추신경계로 들어가는 잘 설계된 진통제도 부작용이 있을 수 있다는 것이다. 이러한 이유로 FDA는 최근 중추신경계에 작용하는 모든 약물에 대해 엄격한 요구 사항을 적용했다. 이로 인해 중추신경계 약물을 설계하고 합성하는 것이 더 어려워졌고 물론 비용도 더 많이 든다.

중추신경계 신경세포와 달리 말초신경계PNS 신경세포는 혈액 중에 돌아다니는 약물에 직접 접근할 수 있다. 그러나 대단한 이점에도 불구하고 새로운 진통제의 개발은 어려운 것으로 알려져 있다. 예를 들어, TRPV1 수용체/채널은 통증 신호에 직접적으로 관련되기 때문에 훌륭한 표적으로 보인다. 그러나 통증 치료제로서 TRPV1 길항제를 개발하려는 제약사의 여러 시도는 모두 실패했다. 일부 연구는 환자의 체온이 40°C에 도달하는 심각하고 지속적인 고열이 발생했기 때문에 종료했다. 저체온증을 감소시키는 약물도 개발되었지만 온기와 유해 열을 감지하는 능력을 손상시켜 결국 퇴출됐다. 이러한 연구는 천문학적인 비용이 들고 실패는 곧 투자 손실을 의미한다.

그러나 여전히 낙관적인 이유가 있다. 논의한 바와 같이 TRPV1 채널은 채널군의 다섯 개 구성원 중 하나며 부작용은 채널군내 다른 구성원과 상호작용하는 약물에 의한 것일 가능성이 크다. 결과적으로 구조 연구를 통해 다른 구성원에는 없는 TRPV1의 부위를 밝힐 수 있다면 이 부위를 표적으로 하는 약물은 부작용이 거의 없을 것이다. 또 다른 접근법은 마리화나의 아난다마이드 및 기타 성분이 TRPV1을 둔감화하는 방법을 고안하는 것이다. 말초신경계에는 만성통증을 완화하기 위한 유망한 표적이 있는 몇 가지 다른 구성요소가 있으며, 이에 대해서는 추후 논의할 것이다.

발견: 후보 선정

적절한 표적이 확인되면 다음 단계는 강력하고 선택적인 저해제를 합성하는 것이다. 역가Potency는 효소 활성을 저해하는 데 필요한 저해제의 양을 나타내는 척도로 양이 적을수록 좋다. 선택성은 다른 효소에 의해 매개되는 반응을 억제하는 저해제의 상대적 능력을 나타낸다. 고도로 선택적인 저해제는 표적의 활성만 차단하므로 부작용이 적다. 필요한 작업의 규모를 파악하기 위해 그림 9.1의 E가 키나제이고 진통제로 E 저해제를 합성하는 프로젝트를 시작한다고 가정해보자. 첫 번째 단계는 잠재적 저해제를 합성하는 것이며, 각각의 효능을 분석해야 하는 수천 개 이상의 화합물을 만드는 것은 드문 일이 아니다. 제약사가 수천 가지 화합물을 비교적 쉽게 테스트할 수 있는 로봇 공학을 개발하기까지 분석은 힘들고 시간이 많이 소요됐다.

E 활성의 95% 이상을 억제하는 화합물만이 추가 개발에 허용되는 것으로 간주된다. 다음 문제는 대부분의 구성원 단백질이 기능면에서 다소 다르지만 구조가 매우 유사한 군으로 그룹화될 수 있다는 것이다. 예를 들어, E1은 키나제군의 한 구성원일 수 있는 반면, 군 구성원 E2와 E3은 통증에 관여하지 않는 다른 세포 유형에 존재한다. 잠재적 저해제가 E1에 대해 비상한 선택성을 나타내지 않는 한 다른 세포의 기능은 차단되고 부작용이 발생한다. 이는 일반적으로 E1 대비 E2 및 E3에 대해 가장 선택적인 것을 얻기 위해 잠재적 저해제의 구조를 수정하는 것을 의미한다. 마지막으로 효력 및 선택성에 대한 기준을 충족해 선정된 극소수의 저해제는 선택성의 최종 평가로서 다른 500개 정도의 키나제를 추가로 테스트해야 한다. 이 모든 단계는 많은 시간과 비용이 든다. 약물 개발 공정에 들어간 수천 가지 화합물 중 후보 약물로 간주되는 기준을 충족하는 화합물은 매우 적다. 그리고 아직도 많은 단계가 남아있다.

전임상연구

그런 다음 각 후보약물이 세포와 조직에 얼마나 흡수되고, 몸 전체에 분포, 대사, 배설되는지 결정하기 위해 일련의 엄격한 테스트를 거친다.[11] 후보약물이 다음 단계로 진입하려면 각 단계의 기준을 충족해야 한다. 기준을 충족하지 못한 후보약물이 제거되는 도태 과정을 Go/NoGo라고 한다. 후속 단계에서는 독성, 통증모델에서 효능, 표적에 대한 접근성과 부작용을 평가한다. 사람의 상태와 최대한 가까워야 하기 때문에 적절한 통증동물모델을 선정하는 것은 매우 중요하다. 또한 약물에 대한 동물의 반응은 환경과 테스트 자체의 특성에 영향을 받기 때문에 많은 요소를 신중히 고려해야 한다. 일부 동물은 완고하고 비협조적인 반면, 어떤 동물은 민감하고 과잉 반응한다.

모든 테스트와 평가는 감독위원회의 승인을 받아야 하고 시간과 비용이 많이 드는 복잡한 프로토콜을 포함한다. 매우 적은 수의 후보약물만이 확립된 기준을 충족하고, 다음 단계인 임상시험에 진입하기 위해 선도화합물Lead Compound이라 불리는 한 개 화합물만 선정된다.

선도화합물의 확보는 일반적으로 전임상연구의 끝을 의미한다. 임상시험은 훨씬 더 많은 양의 선도화합물을 필요로 하며, 대규모 합성은 시험 약물의 순도, 환자에게 투여되는 방법 및 프로젝트 관리와 관련해 엄격하게 통제된다. 이 과정은 비용이 많이 들기 때문에 이 시점에서 대형 제약회사는 일반적으로 선도화합물의 추가 개발을 지원하기로 계약한다.

임상연구

충분한 양의 정제된 선도화합물을 사용할 수 있게 되면 제약사는 전임상연구에 대한 완전한 설명과 약물 투여방법, 복용량, 성공의 척도로 허용되는 기준 등을 설명하는 세부 계획이 포함된 신청서 Investigational New Drug, IND를 FDA에 제출한다.[12] 승인된 시험약물은 모든 신약의 안전성과 효능을 평가하도록 설계된 인체시험에 들어간다. 인체시험은 탈리도마이드Thalidomide 약물 사태에서 나타난 것처럼 심각한 부작용을 예방하기 위해 필수적인 감독을 제공한다. 탈리도마이드는 임신 중 메스꺼움을 줄이는 효과가 있다고 알려진 진정제다. 하지만 이 약을 복용한 전 세계의 임산부들에게서 수천 명의 기형 팔다리를 가진 아이가 탄생하는 참사를 초래했다(해표지증[海豹肢症, Phocomelia]으로 불리는 선천성 기형으로 사지의 모양이 바다표범같이 팔 또는 다리가 불완전한 형태로 태어난다. —옮긴이).

시험은 일반적으로 3단계로 구성된다. 1상에서 약물은 전반적인 안전성을 평가하기 위해 최대 100명의 건강한 지원자에게 투여된다. 안전하다고 판단되면 일반적으로 수백 명의 통증으로 고통을 겪고 있는 실제 환자를 대상으로 하는 2상으로 넘어가며, 이 단계의 목표는 복용량을 최적화하고 부작용을 평가하는 것이다. 3상에서는 약효를 평가하고 장기적인 부작용을 확인하기 위해 통증을 지닌 수백 혹은 수천 명의 환자에게 약물을 투여한다. 전반적으로 시험은 최대 4년 동안 지속될 수 있으며 수억 달러의 비용이 든다(실제 임상시험은 4단계로 진행된다. 임상 3상이 끝난 후 제약사는 임상시험의 모든 결과를 모아 신약신청new drug application, NDA 파일을 FDA에 제출하며, FDA는 통상적으로 6개월 이내에 신약 승인여부를 제약사에 통보해야 한다. 시험약물이 최종적으로 신약으로 시판 승인을 받게 되면 이때부터 일정 기간 시판 후 부작용 추적시험postmarketing surveillance을 진행해야 하는데, 이 단계가 4상 임상시험이다. 4상 임상시험의 목적은 신약이 많은 수의 환자에게 노출될 때 1~3상에서 발견되지 않았던 치명적인 부작용이나 장기 부작용을 추적 관찰함으로 신약에 대한 안전성을 확보하는 것이다. — 옮긴이).

주의사항

약물 개발의 여러 단계에 대한 간단한 설명을 통해 약물을 시장에 출시하는 데 소요되는 시간, 노력 및 비용을 이해할 수 있었다. 통과 기준이 엄격한 단계가 많기 때문에 발견 단계에 진입하는 유망한 화합물 중 대다수가 전진에 실패하고, 임상시험에 들어가는 극소수만이 소비자가 실제로 이용할 수 있다. 모든 실패는 수억 달러의 손실을 반영하기에 많은 제약회사가 신약 개발에 참여하기를 주저하는 것도 이해할 만하다.

목표가 진통제를 개발하는 것이라면 어려움은 더 크다. 이미 논의한 한 가지 문제는 BBB를 통과해야 한다는 것인데, 중추신경계의 구성요소를 대상으로 하는 것이 강조되는 한 계속해서 문제가 될 것이다. 두 번째 문제는 플라세보 효과라고 알려진 현상으로 치료적 가치가 없어도 환자가 치료가 성공할 것이라고 믿을 때 통증은 완화된다. 이것은 통증 완화 성분이 없는 가짜 치료제를 판매하는 약장

사들의 엉터리 선전의 근간이다. 플라세보 효과는 다음 장에서 자세히 설명할 통증의 본질에 대한 주요 통찰력을 제공한다. 물론 진통 효과가 실제로 약물에 의한 것인지 확인하려면 임상시험에서 플라세보 효과를 고려해야 한다. 임상시험에는 시험 약물을 투여받는 집단과 플라세보를 투여받는 두 집단이 포함돼야 한다. 이 단계는 시험 비용을 크게 증가시키므로 시험 약물의 효과가 플라세보보다 좋지 않은 결과가 나타나는 것은 상상만 해도 끔찍하다.

신경매트릭스

10

의식, 자각, 통증

이전 논의에서는 체성감각시스템 내에서 전파되는 병변 유발 활동전위가 통증 감각을 일으키는 통증의 기계적인 관점을 제시했다. 이 견해에 따르면 통증 강도와 지속시간 변화의 원인은 시스템의 첫 번째 경로를 구성하는 고유한 1차 및 2차 신경세포의 분자적 변화 때문이다. 이어서 내인성 아편제, 노르아드레날린 및 엔도칸나비노이드를 포함하는 외인성 경로가 첫 번째 경로를 조절하고 통증에 대한 인식을 변경할 수 있다는 증거에 따라 관점을 수정해야 한다는 것을 배웠다. 이러한 발견으로 진통제 개발을 위한 표적 목록이 확장됐다. 하지만 약리학적 접근은 통증 치료에 크게 성공적이지 않았으며, 일부 함정은 이전 장에서 연대순으로 설명한 바 있다. 그럼에도 외인성 경로의 발견은 통증에 대한 완전히 새롭고 훨씬 더 넓은 시야를 열어주었다. 가장 중요한 것은 기분, 주의, 불안을 담당하는 뇌의 고위 중추로 통증이 조절될 수 있다는 것이다. 감정 상태는 상황에 따라 달라진다는 사실을 알고 있으므로 통증이 주관적인 이유를 이해할 수 있다.

우리가 뇌 고유의 회로의 영향을 받아 통증을 느낀다는 사실을 깨달은 것은 혁신적인 일이었다. 그렇다면 이 사실이 왜 통증에 대한 이해를 크게 변화시켰는지 논의해보자. 통증에 영향을 줄 수 있는 것 중 가장 중요한 것은 주의Attention일 텐데, 그 이유는 통증의 주요 목적이 병변을 자각하게 하는 것이기 때문이다. 그러나 자각은 의식과 불가분의 관계에 있으며 의식이 무엇인지 또는 어떻게 발생하는지에 대한 실제적인 합의는 없다. 자각과 의식은 같은 것처럼 보이지만 미묘한 차이가 있다. 거리를 거닐고 있다고 상상해보자. 기본적으로 하늘, 나무, 집, 사람, 자동차 등 주변도 의식하고 있지만 개가 짖는 소리가 들리면 돌아서서 개를 자각aware하게 된다. 우리의 감각이 특정 대상이나 사건에 주의를 집중할 때 자각이 발생하는 것이다. 다시 말해 자각은 모든 것이 아니라 무엇인가를 의식하고 있는 상태다. 또한 자각은 감각과 쌍을 이룬다. 이 경우 우리는 짖는 소리를 듣기 때문에 개를 자각한다. 이 점은 뒷부분에서 중요하게 다룰 것이기 때문에 기억해두길 바란다. 신경 회로에서 자각이 어떻게 발생하는지 자세히 설명할 수는 없지만, 무언가를 자각하면 회로의 활동이 정점에 도달한다는 것은 확인할 수 있다. 이것이 중요한 이유는 의도적으로 개를 무시할 수 있기 때문이다. 그렇다면 이는 의도적으로 통증을 무시하거나 자각하지 못한다는 의미일까? 불과 20년 전만 해도 대답은 '아니오'였겠지만 최근 신경과학의 발전에 따르면 이제는 '예'라고 말하는 것이 적절하다.

우리는 이미 심각한 부상 후 통증에 대한 자각이 없는 스트레스-유발 진통 현상에 대해 논의했다. 우리가 이해한 자각과 통증 사이의 관계에서 흥미로운 이 생각은 지난 세기 중반에 정신과 환자가 받은 치료 결과에서 착안한 것이다.

회복할 수 없을 정도로 정신병이 있거나 폭력적인 환자 중 일부는 전두엽 절제술로 알려진 수술로 진정됐다. 본질적으로 두 대뇌반구의 앞부분은 나머지 뇌와 완전히 분리돼 있다. 대부분의 경우 이 수술은 실제로 폭력적인 행동을 감소시켰지만 일부에서는 추가적인 효과가 있었다. 특히 한 환자는 부엌에서 일하던 중 뜨거운 난로를 만져 손에 심하게 화상을 입었을 때 자신이 통증을 느껴야 한다는 것은 알지만 신경 쓰이지 않는다고 말했다. 놀랍게도 전두엽 절제술은 성가신 통증과 화상을 입었다는 자각을 어떻게든 분리했다. 통증을 경험하지 않고도 심각한 부상을 자각할 수 있다는 생각은 개념적으로는 이해하기 어렵다. 그가 통증에 무관심했던 것은 전두엽 절제술로 체성감각시스템을 통증의 혐오감Aversness을 평가하는 하나이상의 뇌 회로와 분리했기 때문이라는 것을 암시한다. 이러한 단절은 상징언어상실Asymbolia(통각마비Pain Asymbolia는 통증 분리Pain Dissociation라고도 부르며, 불쾌감 없이 통증을 경험하는 상태를 말한다. ―옮긴이) 현상의

한 예로 이는 놀라운 사실이다.[1] 전두엽 절제술 연구의 또 다른 결과는 통증에 대한 어휘가 부적절하다는 것이었다. 통증을 느낄 수 있지만 신경 쓰지 않는다는 것은 통증이라는 용어를 최소한 어느 정도의 고통을 의미하는 단어의 일반적인 의미로 사용할 수 없다는 뜻이다. 따라서 병변에 대한 성가신 반응을 병변에 대한 일반적인 자각 혹은 인식과 분리하기 위해 '고통스러운Painful', '아픈Hurtful' 또는 '통증을 경험하는Experiencing Pain'과 같은 표현을 사용할 것이다.

통증이 자각과 분리될 수 있다는 것을 인지하는 것 외에도 통증이 기분을 바꾸는 약물과 통증이 발생하는 상황이나 환경에 의해 조절될 수 있다는 것을 알고 있다.[2] 더 정확하게 말하자면 통증을 느끼는 정도는 침해수용성 경로, 시상 및 감각 피질과 같은 체성감각시스템의 활동에 의해서만 결정되는 것이 아니라 상황에 따라 통증을 규정하는 뇌의 신경 회로로부터의 입력에 달려 있다고 가정할 수 있다.[3] 따라서 아픔은 궁극적으로 자각에 달려 있지만 두려움, 보상, 믿음, 과거 및 현재 사건에 대한 기억에 의해 형성된다. 이러한 모든 속성은 부상에 대한 초기 인식을 제공하는 체성감각 구성요소Somatosensory Component와 달리 통증의 정서적 구성요소 Affective Component라고 알려진 것으로 그룹화할 수 있다.[4] 이 아이디어는 1990년 로널드 멜작Ronald Melzac(캐나다 심리학자로 인간의 통증을 수치화한 맥길 통증 설문지를 개발했다. ―옮긴이)이 정서적 속성은 통증의 신경매트릭스Neuromatrix라고 부르는 뇌의 중추에서 나타났다고 제안했을 때 더욱 명확해졌고,[5] 이 제안은 통증의 현대적 개념에 지

대한 영향을 미쳤다.

이제 고통을 느낄 때 정서적 요소가 하는 역할을 정의하기 위해 완전히 이해되지 않은 뇌 영역의 기능에 대해 논의할 것이다. 자각이나 보상에 대한 분자적 설명은 없지만 뇌 손상 및 동물 모델을 대상으로 한 연구를 기반으로 각 감정의 구성요소는 뇌의 개별 신경세포 그룹에 할당할 수 있다고 합의할 수 있다. 비유하자면 우리는 망막, 시상, 대뇌피질 사이의 상호 작용에서 시력이 어떻게 발생하는지 모르지만 각 위치에 어떤 신경세포가 관련돼 있는지는 안다. 따라서 각각의 정서적 속성을 고유한 정서적 모듈Affective Module에 위치한 개별 신경세포 그룹에 귀속하는 것이 옳다. 여기에는 자각을 위한 모듈, 두려움을 위한 모듈 등이 있을 것이다. 각 정서적 모듈을 정의하고 나면 체성감각시스템을 구성하는 모듈에 합리적으로 연결할 수 있다. 이쯤에서 통증 관리를 위한 몇 가지 흥미로운 방법을 소개한다.

활동 중인 뇌의 영상

정서적 및 체성감각 구성요소가 있음을 인정할 수 있지만, 그것들을 찾는 것은 완전히 다른 문제다. 침해수용성 경로 내 분자 구성요소는 말초신경계의 비교적 단순한 해부학 지식과 동물 모델의 도움을 받아 규명했다는 것을 기억하자. 뇌는 이보다 훨씬 더 복잡하고 하등 척추동물 중에서는 통증과 관련된 영역에서 인간에 견줄 만한 동물이 없다. 하지만 다행히 기술의 발전으로 뇌가 작동하는 것을 실시간으로 관찰할 수 있게 됐다.

비침습적 방법으로 뇌 활동 영상을 얻는 여러 기법 중 특히 중요하다고 입증된 것은 기능적 자기공명영상functional Magnetic Resonance Imaging, fMRI이다.[6] fMRI는 뇌 이외 다른 신체 부위를 촬영하는 데 사용되는 구조적 자기공명영상과 동일한 기술을 기반으로 더 높은 수준의 활동 영역을 탐지하기 위해 뇌의 혈류 또는 산소 사용량의 변화를 보여주는 정밀한 기술이다. 기본 전제는 특정 자극으로 활성화된 신경세포는 인접 신경세포보다 더 많은 에너지를 사용하므로 더 많은 산소와 혈액이 필요하다는 것이다. 탐지할 수 있는 영역의 크기를 나타내는 해상도에 한계가 있어서 개별 신경세포는 볼 수 없고, 더 높은 수준의 활동 영역만 볼 수 있다. 신경망 간의 통신은 밀리초 단위로 이루어지는 반면 영상을 획득하는 데는 시간이 더 걸리기 때문에 시간적 문제도 있다. fMRI에는 이러한 한계가 있지만, 특정 정서에 지속적으로 관여하는 것으로 밝혀진 신경세포 그룹을 확인하는 데 매우 유용하다. 대부분의 결론은 장소는 다르지만 유사한 프로토콜로 수행된 실험에서 도출된다. 이에 우리는 통증을 표현하는 데 신경매트릭스가 어떻게 기능하는지에 대한 개념적 이해를 위해 다른 기법으로 보강된 fMRI 영상에 의존할 것이다.

자각과 통증

fMRI는 급성 통증 자극을 받은 지원자와 지속적인 통증으로 고통받는 환자 모두의 뇌에서 일관되게 여러 개별 영역의 활동이 증가

통증의 뇌과학

했다는 것을 탐지했다. 이 영역 중 하나는 대상이랑 전면의 표면 바로 아래에 위치하고 각 반구의 내측 표면에서 뇌량Corpus Callosum(사람의 좌우 대뇌 사이에 위치해 이들을 연결하는 신경세포 집합체. 반구 사이의 세로 틈새 깊은 곳에 활 모양으로 밀집돼 있다. —옮긴이)에 인접한 전대상피질Anterior Cingulate Cortex, ACC의 신경세포로 구성된다(그림 10.1 A, C). 이는 다른 연구에서 ACC의 신경세포가 감각의 자각을 매개한다는 것을 보여주었기 때문에 매우 중요하다. 그러므로 ACC가 통증을 자각하게 하는 정서적 구성요소 내의 모듈이라고 가정할 수 있다.

더욱이 개가 짖는 것을 자각하는 것이 청각과 결합되는 것처럼 자각은 통증 감각과 결합된다. 대상 절제술을 받은 난치성 통증 환자가 고통으로부터 바로 해방됐다는 사례를 통해 대상피질을 절제하면 통증이 감소한다는 것을 알고 있다. 그들은 통증을 자각하고 있지만 더 이상 성가시지 않다고 보고했는데 이는 전두엽 절제술의 결과를 연상케 한다. 이는 ACC의 활성화를 의도적으로 제어할 수 있다면 통증의 성가신 요소를 줄일 수 있음을 시사한다. 그런데 뇌 깊숙한 곳에 위치한 ACC 모듈의 신경세포는 부상이나 다른 병변이 있음을 어떻게 알까? 그 답은 감각피질의 중심뒤이랑과 시상에서 통증 관련 활동을 탐지한 영상에서 찾을 수 있다. 감각피질의 중심뒤이랑과 시상은 체성감각시스템의 모듈이다. 시상 회로의 활성화는 통증의 초기 강도를 매개하는 반면 중심뒤이랑 회로는 통증의 근원을 식별한다는 것을 알고 있기 때문에 통증과 관련된 활동이 증가하는지 정확히 예측할 수 있다. 따라서 통증은 시상과 감각피질 사이

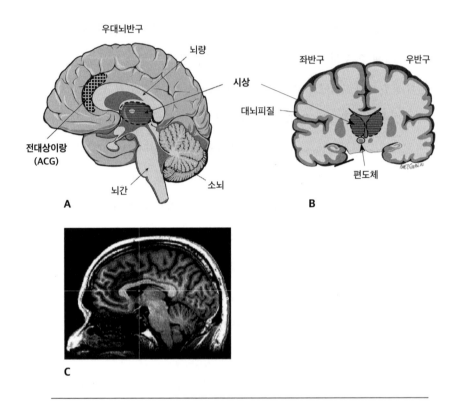

그림 10.1 (A) 시상과 뇌량의 전면 바로 위에 있는 전대상이랑(Anterior Cingulate Gyrus, ACG)을 보여주는 오른쪽 대뇌 반구의 내부 표면도. 전대상피질(점각 부위)은 ACG 표면 아래에 있는 신경세포로 구성된다. **(B)** 각 반구에서 좌우 시상(줄무늬)과 편도체(회색 원)를 보여주는 대뇌 단면. **(C)** 유해 자극에 대한 반응을 보여주는 뇌 fMRI 영상. 활성화된 전대상피질(ACC) 영역이 강조돼 있다.

의 상호작용을 통해 처음으로 인식된다. 그러나 인식은 자각과 연결돼 있으므로 시상과 피질 사이의 상호작용에서 나타나는 것은 실제로는 잠재적인 인식일 뿐이다. 이 중요한 발견은 시상 3차 신경세포의 하위 집합과 ACC 하위 집합이 직접적으로 연결돼 있다는 것을 발견한 신경 경로를 추적함으로써 이루어졌다. 체성감각 구성요소와 정서적 구성요소 사이의 직접적인 연결은 시상에서 ACC로 흐르는 활동전위가 부상을 자각하게 할 수 있음을 의미한다.[7]

부상을 자각하는 방법을 보여주는 것은 분명히 중요하다. 그러나 자각도 계층적이다. 예를 들어, 개 짖는 소리에 대한 자각은 사이렌 소리와 소방차에 대한 자각으로 즉시 대체될 수 있다. 경험은 우리에게 소방차가 개보다 더 중요하다고 말해주기 때문에 소방차에 더 주의를 기울인다. 마찬가지로 통증에 대한 자각은 통증이 발생하는 상황에 달려있어서 두려움, 보상 등에 대한 정서적 모듈의 신경 회로에 영향을 받는다. 따라서 각 모듈을 확인하고 ACC와 관련해 배치해야 한다.

두려움과 보상

편도체는 통증을 느끼는 사람에게서 반복적으로 활성화되는 뇌의 또 다른 영역이다. 각 대뇌반구에는 편도체가 있으며(그림 10.1 B), 상대적으로 구조가 작은 편도체 신경세포는 정서를 담당하는 센터로 중요한 역할을 한다. 1930년대 연구에 따르면 두 편도체의 제거는 행동의 현저한 변화를 가져왔는데, 그중 가장 두드러진 것은 두려움이 없어진다는 것이었다.[8] 작은 신경세포 그룹의 제거가 필수적인 행동을 급진적으로 바꿀 수 있다는 것은 사실이었다. 또한 흥미로운 점은 편도체 신경세포에 THC를 인식하는 CB1 수용체가 있다는 것이다. 이러한 관계는 마리화나 사용자가 두려움을 덜 느끼는 이유를 설명한다. 그리고 각 편도체는 뇌의 같은 쪽에 있는 시상과 연결돼 있어 침해수용성 경로와 후각을 제외한 모든 감각으로부터 입력을 받는다.

한 아이가 고통스러운 주사를 맞았다고 가정해보자. 아이는 이 충격적인 경험으로 다음에 주삿바늘을 볼 때 두려움을 보일 것이며, 놀랍게도 주삿바늘에 대한 두려움은 성인기까지 이어질 수 있다. 이런 일이 일어나는 이유는 아이의 편도체 신경세포가 주사로 인한 통증을 기억하기 때문이다. 뇌의 다른 곳에 저장된 일상적인 사건의 기억과 매우 다르다. 하지만 편도체에 저장된 기억이 반드시 고통스러운 사건인 것은 아니다. 왜냐하면 편도체는 화재와 같이 위협적이거나 외상적인 사건의 저장소 역할을 하기 때문이다. 화재는 피해야 할 것으로 간주되기 때문에 이와 같은 기억은 생존에 도움이 될 수 있다.

한편 신경매트릭스의 정서적 구성요소는 고통을 무시하는 데 충분한 보상이 있는지에 따라 행동에 대한 긍정적인 강화와 동기부여를 제공하는 신경세포 그룹도 포함한다. 이 신경세포는 측좌핵 Nucleus Accumbens(보상체계의 한 부분으로 자극을 처리하는 데 중요한 역할을 한다. —옮긴이)에 위치한다.[9] 보상이 충분한 가치가 있다고 간주되는 경우 통증에 대한 기억을 극복할 수 있기 때문에 이 모듈의 신경세포는 양의 성질을 지닌 편도체에 대한 음의 속성으로 볼 수 있다. 주삿바늘에 대한 두려움이 있을 수 있지만 감염성 박테리아를 제거하는 것이 더 중요하기 때문에 항생제 주사를 맞았을 때 예상되는 통증을 기꺼이 극복할 수 있는 것이다. 보상 네트워크는 훨씬 더 광범위하고 통증 경험에서 중요한 역할을 한다. 자세한 내용은 12장에서 더 논의한다.

신경매트릭스: 통증 구성요소의 지도 제작

다양한 신경세포 그룹 간의 상호 연결을 밝히는 기술과 영상 결과를 결합함으로써 신경매트릭스 지도를 제작할 수 있다(그림 10.2).[10] 지도는 체성감각 및 정서시스템과 관련된 각 모듈을 확인하고 그들이 축삭 다발로 어떻게 연결돼 있는지를 보여준다. 우리는 이미 시상과 ACC 사이의 연결에 대해 논의했으며, 다른 연구에서는 ACC 하위 신경세포가 편도체 신경세포와 상호 연결돼 통증 자각에 분명한 의미가 있음을 보여주었다. 예를 들어, 과거에 마취 없이 치과 드릴로 시술을 받은 경험이 있는 사람이 그때와 똑같은 고통스러운 상황에 처하면 편도체에서 ACC 회로로의 신호는 두려움을 일으키고 통증을 악화할 것이다. 하지만 더 중요한 것은 아마 편도체에서 PAG로 직접 입력해 통증을 억제할 수도 있다는 사실이다. 이들은 엔케팔린 신경세포 및 기타 신경세포를 활성화하고 1차 및 2차 침해수용성 신경세포 사이의 시냅스 전달을 차단한다. 그림 10.2는 측좌핵과 편도체 사이의 연결을 보여준다. 이러한 연결은 경로의 활성화가 적절한 보상을 제공할 때 통증을 억제할 수 있다. 이제 우리는 다양한 모듈 간의 관계가 상황을 일부분 조절해 고통을 결정하는 방식을 이해할 수 있다.

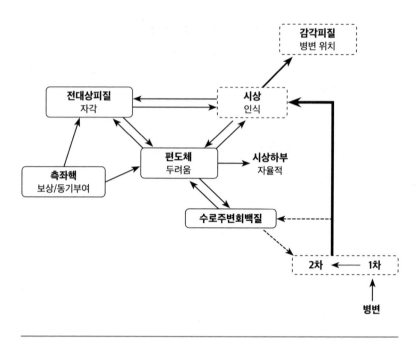

그림 10.2 신경매트릭스

체성감각시스템의 모듈(점선 상자)과 정서시스템의 모듈(실선 상자) 간의 상호작용. 시상하부는 자율신경계에 연결되는 원심성 시스템의 일부다.

통증의 효과적인 징후

체성감각과 통증의 정서적 구성요소 사이의 상호작용은 뇌 깊숙한 곳에서 발생하며 정교한 기술을 이용해야만 탐지할 수 있다. 그러나 통증을 경험하는 대부분의 사람은 관찰자에게 명백한 고통의 징후를 보일 것이며, 이러한 징후 중 다수는 한 쌍의 시상하부에서 신경세포가 활성화되는 것으로 나타난다(그림 10.2). 각 시상하부는 시상 바로 아래에 있으며 자율신경계와 통신하는 작은 신경세포 그룹을 포함한다. 이때 시상하부의 신경세포는 내장과 피부의 땀샘, 혈관 상태 등의 활동을 조절하는 운동시스템이라는 것을 기억하자. 누군가가 고통을 받거나 스트레스를 받을 때 ACC에서 편도체로 입력된 정보는 시상하부의 신경세포로 전달된다. 이 같은 정보의 흐름은 자율신경을 활성화해 발한, 심박수, 눈물 증가와 같은 고통의 신체적 징후에 영향을 미친다. 이러한 징후는 통증 강도를 파악하는 좋은 지표가 되며, 임상의는 징후를 통해 통증이 있다는 환자의 주장을 검증할 수 있다. 또한 범죄에 대해 용의자를 심문할 때 소위 거짓말 탐지기를 사용해 스트레스의 더 미묘한 징후를 탐지할 수 있다.

신경매트릭스 지도는 자각, 두려움 및 동기부여/보상을 위한 정서적 모듈이 부상 또는 염증의 고통을 어떻게 조절하는지 시각적 해석을 제공한다. 다음으로는 통증을 이해하는 데 매트릭스의 가치를 현저히 증가시키는 현상을 논의해보자.

심리적 통증

심리적 통증에 대한 지배적인 견해는 정서적 구성요소의 회로가 병변에서 발생하는 통증의 인식을 조절한다는 것이다. 그러나 최근 연구에 따르면 회로는 부상이나 염증이 없는 상태에서도 또 다른 목적으로 통증을 일으킨다. 고대 그리스인들은 고통이 육체적 및 심리적인 원인 모두에 있을 수 있음을 인정했고, 《오디세이Odyssey》의 저자인 호머Homer는 부상으로 인한 고통을 정신적 고뇌와 구별했다.

현대에서는 병태생리학적 통증과 심리적 통증이라고 말하며, 의료계에서는 심리적 통증의 존재 여부에 대해 강한 회의감을 보인다. 통증을 연구하거나 치료하는 많은 사람은 통증을 단지 병변에 대한 반응으로 생각한다. 다시 말해서 그들은 정서적 구성요소의 활성화 자체가 통증을 일으킬 수 있다는 사실을 부정한다. 원인을 찾을 수 없는 통증을 호소하는 사람은 신경질적이라거나 어떤 형태의 정신착란을 겪고 있다고 보았다. 이러한 진단은 환자가 실제로 통증을 느끼며 진정으로 고통받고 있다는 사실을 부인한다는 의미다. 입증되지는 않았지만 이런 입장을 반박할 수 있는 증거는 많다. 예를 들어, 한 환자는 신장 결석이 이동할 때의 극심한 통증은 딸의 죽음으로 고통받는 통증에 비하면 아무것도 아니라고 말했다. 슬픔에 잠긴 과부는 남편을 잃은 지금 자신의 인생에서 경험한 그 어떤 통증보다 더 심한 통증을 느낀다고 말했다. 그들이 고통을 겪고 있지 않다고 생각하는 것은 합리적이지 않다. 더욱이 이 환자들은 수개월 동안 고통을 겪었고 이는 통증이 만성적임을 의미한다. 국제 통증 연구 협회International Association for Study of Pain는 사람들이 '심리적' 이유 때문에 통증을 경험한다는 것을 마침내 인정했다.

심리적 통증이라는 용어는 이제 연구 분야에 따라 심인성 통증 psychogenic pain, 정신적 통증(Psychalgia, 또는 Algopsychalia)으로 변형되었다.[11] 이는 통증의 정서적 측면을 담당하는 뇌 중추의 존재와 이들 중추의 활성화가 체성감각 구성요소와 무관하게 고통을 유발할 수 있음을 인정한다는 것이다. 또한 통증이 만성적일 수 있으며 슬픔,

스트레스, 사회심리적 문제로 발생할 수 있다는 것도 인정한다. 통증의 근원이 되는 것 외에도 심인성 통증은 요통과 같은 병태생리학적 원인이 있는 통증을 악화시킬 수 있다.

심리적 통증에 물리적인 원인이 없다는 점을 감안하면 심리적 통증을 느낄 때 체성감각 경로는 활성화되지 않지만 이것이 반드시 맞는 말은 아니다. 심한 슬픔은 신체에 통증을 유발할 수 있는 스트레스 호르몬을 방출시킨다. 이러한 유형의 통증은 심인성으로 간주되며 12장에서 다시 논의한다. 게다가 고통은 시상의 특정 3차 신경세포의 활성화에 의해 여전히 발생할 수 있으며, 우리는 이것이 중추성 통증의 경우에 발생한다는 것을 알고 있다. 신경매트릭스 지도로 돌아가면 시상과 ACC가 상호 연결돼 있음을 알 수 있다. 사랑하는 사람의 죽음을 슬퍼하는 여성의 fMRI 스캔을 보면 뇌의 이 영역에서 활동이 증가한 것으로 나타났다. 이 정보를 과도하게 해석하지 않도록 주의해야 한다. 하지만 ACC와 시상은 부상으로 인한 통증에 반응해 활성화되기 때문에 이러한 발견은 신체적 통증과 심리적 통증이 최소한 몇 가지 신경학적 기전을 공유한다는 것을 시사한다.[12] 다음 장에서 만성통증에 이 정보를 어떻게 활용할 수 있는지 논의할 것이다.

뇌와 통증

11

　이 책의 처음 몇 장에서는 부상이나 염증에 대한 반응으로 통증이 어떻게 인식되는지에 대한 해부학적, 세포학적 그리고 분자적 기초를 설명했다. 그리고 이전 장에서 뇌 회로를 통증 스토리에 포함하는 신경매트릭스 이론을 도입해 통증에 대한 지식을 확대했다. 또한 만성통증이 물리적 병변이 없는 경우에도 심리적 근원을 가질 수 있다는 것을 배웠다. 이는 만성통증을 더 이상 침해수용성 경로의 병리학적 변화로 볼 수 없다는 것을 의미한다. 마지막으로 신경매트릭스의 정서적 구성요소인 ACC(전대상피질), PAG(수로주변회백질), 측좌핵 및 편도체의 신경 모듈이 자각, 외상적 경험, 보상 그리고 결국 통증으로 나타나는 것을 조절하는 모든 것을 통합한다는 사실을 알고 있다. 그럼에도 신경매트릭스의 정서적 요소와 체성감각 요소 사이의 정보 흐름은 생각했던 것만큼 단순하지 않다.

비자살 자해

사별에 따른 심리적 통증에는 전대상피질과 시상 신경세포 사이의 통신이 필요하다. 그러나 최근 영상 연구에 따르면 이러한 통신은 슬픔을 넘어 사회적 고통으로 요약될 수 있는 다양한 조건에서도 중요하다. 고통은 사랑하는 사람들에 의한 거부, 사회적 집단으로부터의 배제, 심지어 직업을 찾지 못할 때도 발생할 수 있다. 이때 가장 중요한 것은 심한 경우 거부가 깊은 절망으로 이어져 사별과 마찬가지로 통증을 일으킨다는 것이다. 이러한 통증을 겪는 사람 중 일부는 극복하기 위해 자해의 완곡한 표현인 비자살 자해Non-Suicidal Self-Injury, NSSI를 시도한다. NSSI는 다른 유형의 자기 파괴적 행동을 보이는 남자에게서 적게 보고되기도 하지만 대부분의 청소년기 여자아이와 관련이 있다. 일반적으로 피부를 칼로 베거나 불로 태우는 자해는 끔찍하게 들리지만 자살을 시도하는 것은 아니다.[1] 역설적이게도 괴로움을 유발하는 감정으로부터 마음을 분리함으로써 거부의 고통을 완화하려는 시도다. 다시 말해 정서적 고통을 잊기 위해 의도적으로 육체적 통증으로 관심을 돌리는 것이다. 고의Willful와 주의전환Distraction이라는 용어는 나중에 다른 상황에서 사용되므로 기억해두길 바란다. 자해를 하는 많은 사람은 통증을 거의 또는 전혀 느끼지 않는다고 얘기하며, 어떤 사람들에게는 일종의 쾌락을 추구하는 수단으로 발전할 수 있다.[2] 심리학자들은 이 현상을 '통증 상쇄 완화Pain-Offset-Relief'라고 부르는데, 이는 통증의 체성감각 구성요소가 정서적 구성요소를 조절할 수 있다는 점에서 대단히 흥미롭다. 부상을 유발해 통증을 억제하는 것은 스트레스 유발 진통의 경우와 같이 수로주변회백질의 아편 신경세포가 활성화해 일어난 것일 가능성이 크다.

대뇌피질과 고통

신경매트릭스 이론이 중요한 진전인 이유는 자각, 두려움 및 보상을 담당하는 신경세포가 통증 경험을 조절하는 방식을 설명했기 때문이다. 하지만 이 신경세포들은 단지 통증을 변화시킬 뿐이다. 통증이 왜 고통스러운지 이해하는 것이 가장 중요하다. 전두엽 절제 환자를 생각해보자. 그는 자신이 심하게 화상을 입었다는 것을 자각하고 있었지만 통증을 느끼지 않았기 때문에 신경 쓰지 않았다. 결과적으로 자각과 고통은 별개의 신경 시스템을 통해 시현된다. 이 이분법은 개념화하기 어렵기 때문에 통증이 실제로 무엇인지 재평가해야 한다. 우선 부상으로 인한 고통은 신경매트릭스의 모듈에 의해 수정되지 않는 한 정상적인 경험이라는 데 동의하자. 우리는 아픔이 보상시스템에 의해 감소되거나 편도체에서 나오는 두려움에 의해 악화될 수 있다는 것을 알고 있다. 전두엽 절제 환자는 자신이 부상당한 것을 자각하고 있는데 무엇이 그의 통증을 억누르고 있을까? 가능한 설명은 ACC와 하나 이상의 연결이 수술로 인해 끊어졌다는 것이다. 따라서 고통은 신경매트릭스의 구성요소에 의해 결정되는 것이 아니라 인지와 관련된 뇌의 상위 센터에 있는 신경세포로부터의 입력과 관련된다. 간단히 말해서 이 신경세포는 각 감각을 평가하고 통증이 발생하는 많은 긴박한 상황에서 가장 중요한 것을 결정한다. 이때 주변 환경, 기대, 믿음까지도 평가의 기반이 될 수 있다. 이 모든 일이 어떻게 발생하는지 이해하려면 두 대뇌반구의 조직에 대해 조금 더 배울 필요가 있다.

각 반구는 5개의 엽으로 나뉜다(그림 11.1 A). 이 중 4개(전두, 두정, 후두 및 측두)는 일반적으로 표면의 주요 표적으로 구별할 수 있는 반면, 다섯 번째 섬Insula은 각 반구의 아래쪽 경계에서 접힌 부분 밑에 자리 잡고 있어 볼 수 없다. 각 엽의 표면 바로 아래에 있는 피질은 사람과 하등 영장류를 구분하는 행동을 담당하는 수십억 개의 신경세포로 구성된다. 1900년대 초 신경해부학자 코르비니안 브로드만 Korbinian Brodmann은 피질 전체에 걸쳐 신경세포를 염색하고 형태와 조직 패턴의 차이를 기반으로 52개 영역을 발견했다(그림 11.1 B). 그의 발견은 뇌가 균질해 보이지만 실제로는 별개의 기능을 가진 영역으로 나누어져 있다는 주장에 힘을 실어주었다. 우리는 이미 호문쿨루스로 묘사될 수 있는 신체의 감각 정보를 수신하는 피질 영역에 대해 논의한 바 있다. 이렇게 뇌 영역을 기록하는 능력과 영상 촬영 기법의 발전으로 각 영역의 신경세포가 별개의 기능적 영역으로 더 나뉠 수 있고 지도는 이제 수백 개의 하위 영역으로 구성된다는 것이 밝혀졌다.[3] 각 하위 영역의 신경세포는 같은 반구에 있거나 큰 뇌량

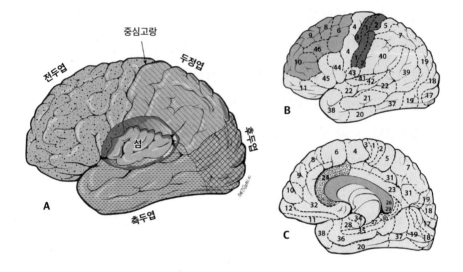

그림 11.1 (A) 왼쪽 대뇌 반구의 5개 엽. 전두엽과 두정엽의 아래쪽 경계선을 들어 올려 섬을 노출시켰다. (B) 브로드만에 의해 결정된 피질의 지도를 보여주는 왼쪽 반구의 외부 표면. 밝은 회색은 전전두엽피질을 포함하는 영역을 나타내고 어두운 회색 영역은 감각 호문쿨루스를 포함하는 체성감각 피질을 나타낸다. (C) 오른쪽 반구의 내부 표면, 전대상피질(진한 회색) 및 뇌량(밝은 회색)을 구성하는 영역을 보여주는 단면.

의 축삭을 통해 반대쪽 반구의 다른 피질과 통신한다. 일부는 감각을 통해 정보를 피질로 보내는 시상과 같은 피질하 조직의 신경세포와 상호 연결된다. 그리고 피질에 있는 수십억 개의 신경세포와 수조 개의 연결이 이 정보를 처리하고 알려지지 않은 방식으로 어떻게 주변 세계에 대응할지 결정한다.

부상은 가장 중요한 정보의 소스로 fMRI 영상은 통증을 경험할 때 관여하는 신경매트릭스의 모듈을 식별한다. 또한 부상은 주어진 상황에서 발생하며 세 그룹의 피질 신경세포는 이러한 상황에 대한 정보를 기반으로 부상을 평가한다. 그중 첫 번째는 감각의 주의(집중) 또는 자각과 관련된 ACC(그림 11.1)에 위치한 신경세포로 구성된다. 다른 두 영역(섬피질과 전전두엽피질)은 각각 통증 경험에 인지적 및 평가적 측면을 제공하기 때문에 특히 중요하다.

섬피질

섬피질Insula Cortex, IC의 신경세포는 각 반구의 깊은 곳에 위치하며(그림 11.1 A) 다른 피질 신경세포 및 ACC와의 연결에 따라 세분화된다.[4] 여기서 후자의 연결이 특히 중요하다. 시상은 ACC에 신체 외부에서 일어나는 일에 대한 인식을 불러일으키는 감각 정보(촉각, 시각, 청각, 미각)를 제공한다는 것을 기억하자. 이때 우리가 생존하기 위해서는 가장 중요한 것에 집중해야 하기 때문에 모든 감각을 동일한 우선순위에 둘 수는 없다. 따라서 IC와 ACC 간의 통신은 각 감각의 중요성을 평가하는 현저성 네트워크Salience Network(외부에서 들어온 자극·통증에 대한 정보를 감지해 신체적 반응을 나타낼 만큼 중요한 것인지를 선별하는 신경망—옮긴이)를 형성한다. 우리는 주어진 시간에 하나의 감각에만 주의를 기울일 수 있는 것처럼 보인다. 개가 짖는 소리에서 소방차의 사이렌 소리로 어떻게 주의를 전환했는지 상기해 보자. 이전 경험을 바탕으로 짖는 개보다 사이렌을 더 중요하게 여긴다. 또한 기분에 따라 특정 감각에 대한 주관적인 평가를 부과하는 다른 피질 영역과의 연결로 중요성을 판단한다. 예를 들어, 그 감각은 혐오감, 두려움 또는 행복감을 유발할 수 있다. IC

의 신경세포는 특히 상해 또는 기타 병변에 대한 정보에 맞춰져 있는 것으로 보인다. 왜냐하면 신경 영상은 IC 신경세포가 유해한 자극에 의해 활성화되고 IC에 전기 자극을 주면 바늘로 찌르거나 작열하는 것과 같은 고통스러운 감각을 유발한다는 것을 일관되게 보여주기 때문이다.

이제 통증에 대한 이해가 좀 더 확장됐을 것이다. 시상 신경세포와 ACC 신경세포 사이의 연결은 우리가 주어진 감각을 인식하게 하지만, 어떤 감각에 주의를 기울여야 하는지를 결정하는 것은 ACC와 IC 사이의 상호작용이다. 더욱이 이러한 상호작용이 어느 정도 고통을 주기 때문에 주의가 필요하다. 물론 부상을 입으면 그에 대한 시상의 정보가 우선시되고 주의가 향상될 것이라고 예상하지만, 경험을 통해 특정 상황에서 또 다른 자극이 통증을 산만하게 할 수 있다는 것을 알고 있기 때문에 정확하지 않다. 여기서 또 다른 자극이란 애무, 음악, 악취 또는 우리의 주의를 끄는 모든 것일 수 있다. 주의를 산만하게 하는 역할과 달리 IC는 통증이 예상될 때도 활성화된다. 따라서 IC는 통증이 고통을 유발하는지 여부를 결정하는 데 중추적인 역할을 하며, 이는 통증 관리에 분명한 의미가 있다.[5]

전전두엽피질

전전두엽피질PreFrontal Cortex, PFC은 전두엽의 앞부분에서 발견되는 피질 신경세포로 구성된다(그림 11.1 A). PFC의 기능은 우리를 다른 영장류와 구분하는 데 가장 중요하지만 잘 이해되지 않는 부분이기도 하다. PFC의 신경세포는 다른 피질, 피질하 및 뇌간 부위와의 광범위한 상호작용을 포함해 뇌의 많은 부분과 밀접하게 상호 연결돼 있다. 이와 같이 PFC는 모순되는 생각을 구별하고 잠재적인 결과를 예측해 결정하는 광대한 네트워크의 필수적인 부분이다. 우리는 기대가 고통을 조절하는 데 매우 중요한 보상 및 동기부여와 연결돼 있음을 곧 알게 될 것이다. 또한 우리는 이전 사건의 기억에 의존해 결정을 내리는데, PFC의 하위 영역(영역 46, 그림 11.1 B)에 있는 신경세포는 현재 상황과 과거 사건에 대한 기억을 비교해 통증의 잠재적 중요성을 평가하기 때문에 특히 중요하다.[6] 부상이나 다른 유형의 병변에 대한 반응은 과거에 외상을 입었던 상황에 대한 반사적 반응을 제공하는 편도체에 저장된 기억과 상당히 다르다.

요약하면 IC와 PFC의 신경세포는 통증 경험에서 세 번째 단계를 제공한다. 첫 번째, 체성감각 시스템은 병변의 위치와 통증의 잠재적 강도 및 지속시간에 대한 기본 정보를 암호화한다. 두 번째, 신경매트릭스의 정서적 구성요소는 병변에 주의를 기울이고 이전 경험을 기반으로 통증을 조절한다. 세 번째는 정보, 맥락 및 정상 참작이 가능한 상황을 기반으로 관련성을 부여하는 부상에 대한 주관적인 평가를 포함한다. 따라서 ACC, IC 및 PFC에 있는 신경세포의 누적된 작용으로 인해 통증의 고통이 발생한다고 볼 수 있다. 특히 IC와 PFC의 기여는 통증 경험이 의도적으로 제어될 수 있는 고도의 뇌 기능에 의존한다는 것을 보여주기 때문에 중요하다.

마조히즘과 맥락

마조히즘Masochism이라는 용어의 광범위한 의미는 고통스러운 경험이 뇌의 회로 활동에 의해 감소되는 모든 행동을 포함한다. '고통이 없으면 얻는 것도 없다No Pain, No Gain'와 같은 슬로건에 힘입어 금메달을 따기 위해 기꺼이 고통을 감수하는 운동선수를 보면 자각, 보상 및 동기부여에 관여하는 정서적 모듈이 작동함을 알 수 있다. 그러나 통증이 맥락에 따라 조절되는 상황은 이보다 훨씬 더 복잡하다. 실험에서 성적 마조히즘은 피험자가 섹스에서 쾌락을 얻기 위해 어떤 형태의 고통(또는 비열한 복종)을 요구하는 상태다.[7] 마조히스트 그룹이 고통스러운 자극에 자발적으로 노출되었을 때 경험하는 통증의 강도는 대조군과 다르지 않았으며 뇌의 fMRI 영상은 우리가 논의한 동일한 영역이 활성화됐음을 보여주었다. 그러나 마조히즘적 이미지를 불러일으키는 영상을 보고 있는 마조히스트들에게 동일한 자극을 준 경우에는 대조군에 비해 통증의 강도가 유의하게 감소했다. 대신 마조히스트들의 뇌 스캔은 대조군과 비교해 ACC 및 전방 IC에서 활성이 증가됨을 보여줬다. 우리는 이 영역의 신경세포가 서로 통신해 현저성 네트워크를 제공한다는 것을 알고 있다. 즉 그 네트워크에서 마조히즘적 활동의 이미지가 가장 중요하다고 평가돼 통증이 감소했다. 마조히즘적 영상이 자극이 주어진 맥락을 변경한 것이다. 주목할 만한 것은 마조히스트 그룹에서 보상 처리에 관여하는 뇌 영역의 활동이 증가하지 않았다는 것이다.[8] 또한 통증 감소는 PFC의 활동과 관련이 없었다. 또 다른 연구는 피험자들이 별로 중요하지 않은 영상에 비해 종교적 의미가 큰 영상을 보았을 때 통증이 상당히 감소했음을 보여주었다. 그리고 통증의 조절은 PFC의 활동 증가와 관련이 있었다. 마조히스트 실험과 마찬가지로 영상은 고통스러운 자극이 적용되는 맥락을 바꿨다. 하지만 그런 식의 맥락 평가는 긍정적인 종교적 경험에 대한 강력한 기억과 연결된 것으로 생각되는 IC가 아닌 PFC의 회로와 관련됐다. 마조히스트와 신앙심이 깊은 사람에 대한 연구는 맥락이 어떻게 뇌의 다른 영역에 관여해 통증을 약화할 수 있는지 보여준다. 이제 통증을 줄이기 위해 맥락을 조작할 수 있는 몇 가지 상황에 대해 논의해보자.

플라세보 효과

스트레스 유발 진통은 확실히 뇌가 통증을 조절하는 극적인 예다. 하지만 그조차도 가장 극단적인 형태에서는 생명을 위협하는 상황에 대한 기본적인 반사적 반응이다. 마음이 통증을 조절하는 방법에 대한 훨씬 더 심오하고 임상적으로 가치 있는 예는 가짜 치료로 통증이 완화될 때 나타나는 매혹적인 현상인 플라세보 효과다.[9] 플라세보는 가짜 알약, 식염수 주사, 심지어 특정한 의식을 포함할 정도로 다양하다. 대중적인 잡지에 나오는 입증되지 않은 소문과 역사 전반에 걸친 환자 연구는 직접적인 치료 효과가 없는 치료법으로 통증을 완화할 수 있음을 분명히 보여준다. 우리는 실제로 주변에서 통증을 완화하는 성분이 전혀 들어 있지 않은 '마법의 약'을 팔면서 이득을 본 약장수에 대한 이야기를 듣곤 한다. 마찬가지로 주술사나 그와 같은 사람들은 그들만이 알고 있는 비밀 의식을 통해 통증을 완화할 수 있다고 사람들을 현혹함으로써 자신들의 능력을 과시하기도 한다. 당연히 의료계에는 가짜 시술로 통증을 완화할 수 있다면 아프다고 주장하는 사람이 가짜라고 주장하는 회의론자들이 많다. 하지만 한 연구에서 통증 환자의 약 33%가 설탕으로 만든 플라세보로 통증이 완화됐다는 사실이 밝혀지면서 플라세보에 대한 이슈는 잠잠해졌다.[10] 플라세보가 통증을 완화하는 유효한 방법으로 받아들여진 후 침해수용성 경로와 아무런 관련도 없는 다양한 치료 기술이 중요해졌다.

설정

플라세보가 통증 완화에 성공했는지 여부는 의사 또는 이방인과 같은 플라세보를 제공하는 사람, 치료에 대한 지식, 격려의 말, 기분을 비롯한 여러 요인에 달려있다. 일반적으로 환자가 치료에 긍정적인 경우 플라세보가 통증을 완화할 가능성이 훨씬 더 크다. 따라서 환자가 현재 자신의 통증을 없애는 알약을 복용하고 있다면 환자 모르게 비슷한 모양의 플라세보를 주어도 통증은 계속 조절될 것이다. 반대로 환자가 치료에 회의적이라면 플라세보의 성공 가능성은 훨씬 낮다. 성공적인 치료는 환자가 과거에 약이 효과가 있었다는 것을 아는 것과Knowing 통증이 완화될 것이라는 기대감Expectation과 관련이 있다. 우리는 이 두 가지 속성이 IC와 PFC의 회로에서 발생한다는 것을 이미 알고 있다. 다음 단계에서는 플라세보를 투여받은 환자의 뇌 어느 부분이 활성화되는지 확인할 것이다.

플라세보 효과와 뇌 활동

성공적인 플라세보 효과를 나타내는 환자의 fMRI 영상은 통증을 억제하는 데 뇌의 어느 영역이 활성화되는지에 대한 좋은 정보를 제공했다.[11] 영상은 PFC, 측좌핵 및 수로주변회백질PAG의 활성 증가와 시상, ACC, 체성감각 피질, 편도체, IC 및 척수의 활성 감소를 일관되게 탐지했다. 또 다른 연구에서는 PFC가 ACC 및 측좌핵과 통신하는 PAG에 연결돼 있음을 보여주었다. 이들 영역이 통증에서 하는 역할에 대해 배운 것을 감안할 때 이 모든 정보를 통합해 플라세보가 어떻게 효과적일 수 있는지 설명할 수 있다. 플라세보를 투여받는 대상은 치료가 성공할 것이라고 믿는다. 이러한 믿음이 강해지면 PFC의 피질 신경세포가 활성화되고, 이 신경세포는 ACC와 측좌핵을 포함한 다른 뇌 센터로 신호를 보낸다. PFC와 ACC는 특정 관련성 있는 이미지를 보는 신앙심이 깊은 사람의 고통을 줄이는 데에도 관여했음을 기억하자.

측좌핵은 보상시스템의 일부이며 피험자가 약을 복용하도록 동기를 부여한다. ACC로 입력되면 신경세포의 활동이 감소하는데, 이것이 통증에 대한 초기 자각을 감소시킨다. 또한 PFC에서 PAG로 입력되면 축삭이 척수로 내려가는 아편 신경세포가 활성화되며, 여기에서 방출된 내인성 아편제는 침해수용성 경로의 1차 및 2차 신경세포 사이의 시냅스에서 시냅스 전달을 방지한다. 이는 병변 유발 활동전위가 뇌로 상승하는 것을 방지하고 시상, 체성감각 피질 및 ACC의 둔화된 활동을 설명한다. 이 중 일부는 추측이지만, PAG의 본질적인 역할은 플라세보 효과가 아편 수용체를 차단하는 날록손 Naloxone에 의해 차단된다는 발견으로 입증된다.

이러한 연구는 신경매트릭스의 구성요소가 완전히 폐쇄된 시스템으로 구성되지 않고 상위 센터에서 부과된 결정에 의해 통제될 수 있는 시스템을 구성한다는 이전의 발견에 힘을 실어준다. 또한 플라세보 효과에 대한 연구는 PAG의 활성화가 PFC 및 IC 회로에 의해 조절된다는 것을 보여주기 때문에 특히 중요하다. 이러한 회로는 자발적으로 PAG를 조절하기 때문에 통증을 억제하려면 의도적으로 PFC와 IC를 활성화해야 한다.

통증에 대한 효과 외에도 플라세보는 앞서 논의한 시상하부에 연결된 뇌 중추를 활성화할 수 있다. 시상하부는 자율신경 기능을 구동하기 때문에 플라세보 그룹 참가자의 심박수와 혈압에는 변화가 나타난다. 이러한 플라세보 효과와 신체 기능 사이의 연관성은 플라세보가 통증의 원인을 제거할 수 있다는 아이디어로 이어졌다. 하지만 불행히도 많은 연구에서 이러한 심신 상호작용은 발생하지 않는다고 보고했다.

최면

플라세보에 대한 논의에서 얻을 수 있는 한 가지 사실은 ACC와

PAG에 있는 신경세포의 활동을 조절함으로써 통증 경험을 조절할 수 있다는 것이다. ACC 활동을 감소시키면 자각이 낮아져 통증이 감소하는 반면, PAG 신경세포가 활성화되면 시상으로 가는 침해수용성 경로를 차단하는 척수에서 내인성 아편이 방출된다.

많은 고대 문화, 특히 동양과 인도의 문화는 일부 사람들이 현실에 대한 자각이 둔화된 무아지경 상태에 빠질 수 있음을 인식해 스트레스를 줄이고 건강을 개선하기 위해 다양한 형태의 명상을 사용해왔다. 독일 의사인 프란츠 메스머Franz Mesmer는 1800년대 중반 유럽에서 이러한 의술을 대중화해 사람들을 넋이 빠진Mesmerized 상태로 유도했고, 이후 메스머는 최면Hypnosis의 아버지로 불리게 됐다.[12] 메스머는 피험자에 최면을 걸기 위해 다양한 접근 방식 중 음악을 사용했는데, 이는 음악이 의식을 우회하는 방법이라고 생각했기 때문이다. 음악은 피험자들이 무언가를 예민하게 자각하는 것을 방해할 수 있는데 치과의사가 병원 진료실에서 음악을 트는 이유도 이 때문이다. 최면술Hypnotism은 실제 의료에 도입됐지만 게임 및 마술 행위와 관련된 일종의 놀이로 치부돼 곧 인기를 잃었다. 그러나 최면술은 통증, 불안, 불면증 및 기타 문제를 치료하기 위해 최근에 최면 요법Hypnotherapy으로 부흥됐다.

인구의 약 10퍼센트만이 깊은 최면 상태에 빠질 수 있다. 대부분은 중간 수준에 도달할 수 있지만 10퍼센트는 최면에 전혀 걸리지 않는다. 깊은 최면에 빠지는 사람들은 주의 집중력이 증가하고 주변 환경에 대한 자각이 둔화된다.

데이비드 스피겔David Spiegel 박사가 이끄는 스탠퍼드대학의 한 그룹은 뇌의 어느 영역이 최면과 관련돼 있는지 규명하기 위해 최면 상태에 있는 환자를 연구했다.[13] 자각은 ACC와 연결돼 있는데, 실제로 그들은 플라세보를 믿는 사람들처럼 깊은 최면 상태에 있는 피험자의 뇌 영상에서 ACC의 활동이 감소한 것을 발견했다. 최면에 걸린 피험자가 통증과 관련한 질문을 받았을 때 다음과 같은 흥미로운 일이 발생했다. 통증을 경험할 것이라는 말을 하면 ACC 활성이 증가하고, 통증이 실제로 아프지 않을 것이라는 말을 하면 ACC 활성이 감소했다. 이러한 변화는 전전두엽 및 기타 피질 영역의 활동과도 관련이 있으며, 이는 최면 대상이 특정 대상이나 아이디어에 집중하는 능력이 향상된 이유를 설명할 수 있다. 이러한 연구는 통증 경험의 증가 또는 감소가 ACC 신경세포의 활동과 직접적으로 상관관계가 있음을 보여주었기 때문에 특히 중요하다.

침술

침술은 적어도 2000년 전에 병의 치료 방법으로 중국에서 시작됐다. 침술은 신체를 관통하는 12개의 경락Meridians을 따라 다양한 지점에서 다양한 깊이로 매우 가는 바늘을 삽입하는 기술이다.[14] 각 경락은 생명력 즉, 기를 전달하는 것으로 생각되며, 이 기는 두 가지 구성요소인 음(수동적 및 어둠)과 양(능동적 및 빛)을 가지고 있다. 각 경락은 지정된 장기 세트와 연결된다. 질병이나 통증은 두 힘 사이에 불균형이 있을 때 발생하는데, 침술의 목표는 이 균형을 회복시키기 위해 경락을 능란하게 다루는 것이다. 침술은 처음에 일본과 인도에 퍼졌고 현재는 전 세계적으로 시행되고 있다. 경락을 정의하는 해부학적 구조나 표적물은 없기에 바늘의 위치는 깊이와 마찬가지로 시술자마다 다르며 일부 시술에서는 전기가 통하는 바늘을 사용한다. 가변성과 주관성이 뚜렷한데도 침술은 특히 요통에 플라세보보다 더 효과적이라는 증거가 있다. 영상 연구는 침술이 뇌의 많은 영역과 관련돼 있으므로 그 효과를 아직 통증 매트릭스의 어떤 모듈에도 할당할 수 없음을 보여준다. 하지만 침술이 내인성 아편제를 방출해 통증을 완화시킨다는 증거가 있다. 따라서 침술은 플라세보와 마찬가지로 수로주변회백질 신경세포의 활성화를 통해 작용한다고 볼 수 있다.[15]

명상

최면과 플라세보 효과는 뇌가 통증을 무시하도록 속일 수 있음을 보여주지만, 이 두 가지 과정은 모두 타인, 즉 최면술사 또는 플라세보를 투여하는 사람이 있어야만 가능하다. 반면에 명상은 수행자 스스로가 하는 방법이므로 통증을 완화하는 방법으로 명상을 훨씬 더 널리 사용할 수 있다. 명상은 수행자가 부상의 자각에서 고통을 분리할 수 있다는 주장과 함께 불교 승려에 의해 수천 년 동안 수행돼 왔다. 부상의 자각에서 고통을 분리하는 것이 정확히 전두엽 절제술을 받은 환자들이 보고한 내용임을 기억해야 한다. 다음 장에서 신경매트릭스에 대한 지식이 통증 경험을 근본적으로 변화시키는 다

양한 명상 수행을 어떻게 지원하는지 살펴본다. 그리고 이러한 수
행이 약물 없는 통증 관리 방법을 어떻게 변화시키고 있는지 설명할
것이다.

마음을
다스리는 마음

12

통증 매트릭스

통증 완화는 역사가 기록된 이래 인류의 목표였다. 특히 서양 문화는 고대에는 엘릭서와 아편제 그리고 최근에는 침해수용성 경로에서 분자 표적을 공격하도록 특별히 설계된 약물과 같은 약리학적 제제에 크게 의존했다. 여전히 만성통증에 효과적인 진통제가 등장할 것이라는 희망이 있지만, 많은 사람들에게서 통증은 지속되고 치료할 수 없는 것처럼 보인다. 하지만 신경과학의 최근 발전을 감안하면 다행히 통증 조절에 비약리학적 접근을 고려할 만한 이유는 충분하다. 우리가 이렇게 희망적인 이유는 통증을 조절하는 세 가지 필수 요소, 즉 신경매트릭스의 체성감각 및 정서적 모듈과 대뇌피질의 특정 영역에 있는 인지 센터에 대해 배웠기 때문이다. 이러한 모

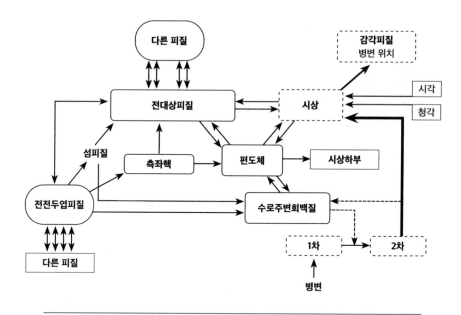

그림 12.1 통증 매트릭스

신경매트릭스를 구성하는 정서시스템(실선)과 체성감각시스템(점선)의 피질 영역과 모듈 사이의 상호 연결로 구성된다. 시상하부의 신경세포는 얼굴을 찡그리거나, 눈물을 흘리거나, 땀을 흘리는 것과 같은 통증에 대한 신체의 반응을 제어하는 자율신경계를 활성화한다.

듈과 시스템은 독립적으로 작동하지 않고 상호 연결된 광대한 네트워크의 구성요소이므로 이제 이들을 통증 매트릭스로 그룹화할 수 있다(그림 12.1). 신경매트릭스의 확장은 11장에서 논의한 전전두엽 및 섬피질의 회로 활동이 정서적 시스템의 모듈을 조절한다는 것을 반영한다. 이 장에서는 이러한 발견을 활용해 지속적이고 만성적인 통증을 관리하기 위해 의도적으로 매트릭스 모듈을 활용하는 통증 관리에 대해 살펴볼 것이다.

오래 지속되는 통증과 통증 매트릭스의 변화

정확한 용어 사용을 위해 오래 지속되는 두 가지 유형의 통증을 정의해보자. 지속적인 통증Persistent Pain은 수술과 같은 침습적 개입 또는 심각한 부상이나 염증에 대한 정상적인 반응이다. 이들은 예상대로 4~5일 이상 지속되지 않으며, 병변이 해결되면 사라진다. 지속적인 통증은 일반적으로 진통제를 단기간 사용함으로써 치료할 수 있다. 하지만 일부 환자의 경우 통증이 심해 심각한 부작용이 있더라도 강력한 진통제가 필요하다. 반면 만성통증Chronic Pain은 병변이나 침습적 개입에 대한 비정상적인 반응으로 3개월 이상 매일 통증을 경험하고 예상되는 치유 기간을 초과해 지속되는 상태다. 예를 들면, 요통 및 복합 부위 통증 증후군, 과민성 대장 증후군, 암 통증 및 특정 형태의 신경병증성 통증과 같은 상태가 있다. 대부분의 만성통증은 수반되는 모든 문제와 함께 장기간 아편제 사용을 제외하고는 치료에 반응하지 않는다. 만성통증은 계속되거나 가벼운 터치와 같은 최소한의 자극에 의해 유발될 수 있는데, 가장 좌절감을 주는 것은 원인을 알 수 없는 만성통증이다. 예를 들어, 섬유근육통은 말초 조직에 이상이 있다는 증거 없이 만성적으로 광범위한 통증과 압통(통각과민 및 무해통증)을 특징으로 하는 근골격 장애다.

좋은 소식은 만성 요통이나 섬유근육통으로 고통받는 환자를 대상으로 한 영상 연구에서 통증이 통증 매트릭스에 있는 하나 이상의 신경 회로의 비정상적인 활동으로 일어난 것으로 보였다는 것이다.[1] 이는 만성통증의 원인을 찾기 위해 뇌의 다른 곳을 살펴볼 필요가 없다는 의미다. 연구에서 가장 공통적으로 나타난 것은 섬피질 IC, 전전두엽피질PFC, 전대상피질ACC 및 편도체의 활동 증가다(그림 12.1). 특히 PFC의 활성화는 만성 요통의 강도와 상관관계가 있는 것으로 보이며, 편도체의 활동 증가가 두려움을 일으키는 요소를 추가한다는 사실도 알고 있다. 만성통증 환자의 매트릭스 구성요소 간의 상호 연결에 변화가 있다는 징후도 있다. 좋은 소식은 만성통증이 성공적으로 치료되면 비정상적인 활동과 연결의 변화가 다시 정상적으로 돌아온다는 것이다.

이러한 연구는 만성통증에서 침해수용성 경로의 역할을 배제하는 것처럼 보이지만 만성통증으로 정확히 진단된 환자들을 대상으로 수행되었다. 다음 장에서 이 경로의 특정 부위가 차단돼 통증이 만성화되는 것을 예방하는 방법에 대해 논의할 것이다. 먼저 통증 매트릭스의 다양한 모듈 간의 상호작용이 통증 경험에 어떠한 영향을 미치는지에 초점을 맞추고자 한다.

통증 매트릭스의 정서와 인지 구성요소에 의한 통증 조절

이전에 침해수용성 경로가 병변의 심각성에 관한 정보를 시상으로 전달한 다음 감각피질의 호문쿨루스로 전달한다는 것을 배웠다. 이때 정보는 통증의 강도와 기간, 병변의 위치를 암호화하는 신호로 변환된다. 또한 시상 신경세포의 하위 집합은 신호를 뇌의 정서적 중추로 전달하고, 이 중추는 더 높은 수준의 행동을 담당하는 피질 시스템과 통신한다(그림 12.1). 통증에 대한 이러한 설명은 수십 년 전만 해도 상상할 수 없었을 것이다. 이것이 의미하는 바는 이러한 모든 시스템 간의 상호작용이 궁극적으로 병변에 대한 자각과 통증을 경험하는지의 여부와 정도를 결정한다는 것이다.

심신성 통증

여기서 한 가지 중요한 질문을 해볼 수 있다. 모듈 간 상호작용은 주로 한 방향, 즉 체성감각 경로에서 정서적 모듈 쪽으로 발생할까, 아니면 반대 방향으로도 발생할까? 이 흥미로운 가능성은 일부 통증 관리자들 사이에서 뇌(정신)가 신체에 직접 통증을 유발할 수 있고, 외부 병리가 없을 때도 발생할 수 있다는 믿음을 낳는다. 문제를 현대적인 용어로 재구성하기 위해 그들은 통증 매트릭스 모듈이 독점적으로 활성화될 때만 만성통증이 발생할 수 있다고 주장한다. 이러한 일이 발생하는지 여부는 통증 치료에 확실한 의미가 있으며 통증 환자를 치료하는 여러 분야의 의료 전문가들 사이에 상당한 갈등을 불러왔다. 우리는 뇌가 시상하부를 자극해 신체와 소통하고 자율신경계ANS를 활성화시킨다는 것을 알고 있다. 7장에서 논의한 바와 같이 ANS는 심장 박동 및 장 연동 속도와 같은 기본적인 신체 기능을 조절하고 대사 및 면역 기능에 영향을 미치는 스트레스 인자의 방출을 조절한다. 결과적으로 시상하부의 과도한 활성화를 유발하는 불안, 극도의 분노 또는 스트레스는 여러 가지 방식으로 통증을 유발할 수 있다. 그 예로 위장에서 위산의 분비를 증가시켜 잠재적으로 궤양을 유발하고, 혈관을 수축시켜 신경으로 공급되는 혈액을 막음으로써 또는 면역계를 자극해 염증을 유발한다. 심신성 통증의 가장 흔한 유형은 허혈성 두통과 궤양성 대장염이다. 시상하부의 과도한 자극은 류마티스 관절염에서와 같이 이미 존재하는 질병의 통증을 악화시킬 수 있다. 가장 중요한 것은 이러한 고통스러운 심신성 장애가 신체 조직의 물리적 파괴 또는 손상으로 나타나기 때문에 신경계 기능에 대해 우리가 알고 있는 것을 적용할 수 있다는 것이다. 깊은 슬픔에 잠긴 사람들이 경험하는 통증은 일종의 심신성 통증으로 간주할 수 있다. 이러한 발견을 인정해 미국의학전문위원회 American Board of Medical Specialties와 미국정신의학 및 신경학위원회American Psychiatry and Neurology Board는 2003년 심신 의학Psychosomatic Medicine이라는 전문 분야를 승인했다.

이보다 더 성가신 질문은 특별한 병이 없을 때도 뇌가 신체의 특정 구조에서 오는 통증을 경험할 수 있는지 여부다. 이러한 유형의 통증으로 고통받는 환자는 종종 히스테리 또는 건강염려증 환자로 낙인 찍힌다. 이러한 유형의 심신성 통증의 근간이 되는 전제는 정신분석의 아버지로 뇌의 복잡성을 인식하고 인간 행동을 설명하기 위한 이론을 공식화한 지그문트 프로이트Sigmund Freud의 선구적인 연구에서 파생된다.[2] 그는 뇌가 다양한 수준의 자각에서 기능한다고 가정했다. 통증을 고려할 때 가장 중요한 것은 의식과 무의식 사이의 갈등이다. 프로이트는 무의식을 분노나 다른 파괴적인 행동으로 표현하면 사회적 혼란과 잠재적 배척을 일으킬 수 있기 때문에 억압해야 하는 원시적 충동과 외상적 사건에 대한 기억 저장소로 보았다. 의식적 뇌의 기능은 이러한 감정을 억제하는 것이며, 주의를 산만하게 해 신체의 고통스러운 증상을 유도한다. 지지자들은 이 이론이 많은 유형의 만성통증을 설명하고 이러한 통증이 억압을 완화하는 정신분석 기반 요법에 의해 완화될 수 있다고 믿는다.[3] 그러나 이 개념은 의료계에서 널리 받아들여지지 않았다. 개념적 수준에서 분노의 표현을 통증으로 대체하는 것이 생존에 필요한 현명한 전략이라고 믿기는 어렵다. 또한 이러한 유형의 심신성 통증에서 중요한 것은 통증이 신체의 특정 부위에 국한된다는 것이다. 그 근원을 인식하기 위해서는 감각 호문쿨루스 해당 영역의 뇌가 직접적으로 활성화해야 하지만, 이러한 활성화를 매개할 수 있는 경로는 아직 발견되지 않았다. 마지막으로 가장 중요한 것은 잠재의식이 무엇인지 혹은 어디에 존재하는지 모르기 때문에 잠재의식에 기능이 있다고 볼 수 없다는 것이다. 아직까지 활동 중인 잠재의식에 대한 fMRI 영상이 없으므로 이는 순전히 이론적이다. 매트릭스에서 모듈의 기능을 정의하고 이해하면 통증을 줄이기 위해 핵심 모듈의 활동을 어떻게든 변경할 수 있다는 희망을 가질 수 있다. 프로이트 이론의 일부 지지자들은 통증 완화에 성공했지만 대부분의 대안적 접근 방식과 마찬가지로 플라세보 효과를 끌어내기 위해 의도적으로 환자를 선택한 것이 아니라는 것을 증명해야 한다.

요약하면 체성 통증은 시상하부와 연결된 뇌 회로의 과도한 활동으로 인해 발생할 수 있다. 또한 이러한 유형의 심신성 통증은 불안

12. 마음을 다스리는 마음

또는 기타 유발 원인을 줄이기 위해 약물이나 상담으로 치료할 수 있다는 점에는 의심의 여지가 없다. 시상이 활성화됐을 경우에만 통증이 발생하는 소위 중추성 통증 사례를 다시 살펴보자. 이것은 매우 드물며 현재로서는 대부분의 만성통증이 무의식이 원시 감정을 억압하기 때문이라는 생각을 뒷받침하는 증거가 없다. 이제 우리의 목표는 마음의 힘을 이용해 통증을 완화하는 방법을 배우는 것이다. 여기에는 지속적이고 만성적인 통증을 표현하는 데 필수적인 매트릭스 내의 모듈을 확인하는 것도 포함된다.

정보, 믿음, 보상에 의한 통증 완화

시상에서 정보를 받는 가장 중요한 수신자 중에는 전대상피질 ACC 회로가 있다(그림 12.1). 영상 연구에서 ACC 신경 활동은 부상 후 증가하고 플라세보를 사용해 통증이 성공적으로 치료되었거나 최면 상태에 있는 환자에서 감소한 것으로 나타났다(표 12.1). ACC가 부상에 대한 자각에 중요하다는 것은 분명하지만 자각이 고통과 동일한 것은 아니다. 오히려 병변을 고통스럽게 만드는 것은 ACC로의 입력이므로 통증을 완화하는 방법을 배우려면 입력의 출처를 확인해야 한다.

이전 장에서 ACC의 활동이 통증의 해로운 측면에 중요하다는 증거를 제시했다. 이제 최면에 걸린 피험자들에게 고통스러운 자극을 주지만 아프지 않을 것이라는 정보를 주었을 때 어떤 일이 일어나는지 생각해보자. 놀랍게도 그들은 통증이 거의 없다고 보고했고,

	부상	플라세보	최면	기대	주의
중심뒤이랑	증가	감소		증가	
시상	증가	감소			감소
전대상피질	증가	감소	감소	증가	증가
섬피질	증가	감소	증가	증가	감소
전전두엽피질	증가	증가	감소		증가
수로주변회백질	증가*	증가			증가
편도체	증가**	감소			
측좌핵		증가			

표 12.1 특정 상태에서 통증 매트릭스 구성요소의 활성 변화
빈 곳은 반응 구성요소가 측정되지 않았음을 나타낸다.
*심한 부상이나 스트레스 후. **두려움이 있을 때.

이때 기록한 영상에서는 ACC 활동이 감소한 것으로 나타났다. 따라서 고통스러운 자극을 주기 전의 정보$_{Knowledge}$가 ACC 활동과 고통을 어떻게든 변경한 것으로 보인다. 물론 정보는 대뇌피질에 있는 신경세포의 속성이며 따라서 둔화된 통증을 보고한 최면에 걸린 피험자의 섬피질$_{IC}$ 신경세포의 활동이 증가했음을 보여준다(표 12.1). ACC와 IC 사이의 상호작용은 통증이 발생할지 여부를 결정하는 데 중요하다는 것을 기억하자. 또한 환자가 플라세보를 통해 성공적으로 치료되었을 때 고통스러운 자극에 대한 ACC 활성도 감소했다

(표 12.1). 이 경우, 환자들은 플라세보의 효과를 어느 정도 믿었거나 예상했다. 이는 PFC 회로의 활성 증가와 고통 완화와 연관이 있는 ACC 및 매트릭스의 다른 영역에서 유해한 자극에 대한 반응 감소와 관련이 있었다.

플라세보나 최면으로 유도된 진통 기간에 IC, PFC에서 ACC로 입력이 활성화되는 것은 통증 조절에서 대뇌피질이 중요함을 나타낸다. 한 가지 주의할 점은 IC와 PFC의 역할이 여기에서 묘사된 것보다 훨씬 더 복잡하다는 점이다. 이 영역이 다른 피질 회로와 그리고 서로 통신한다는 것을 알고 있으므로(표 12.1) 각 영역을 독립된 시스템으로 취급하는 것은 지나치게 단순화한 것이다. 그것들은 감각 시스템, 기억 은행 및 정서 센터의 입력을 기반으로 결정을 내리는 훨씬 더 광범위한 인지 네트워크의 구성요소다. 특히 PFC는 현재 상황에 적응하도록 생각과 정서를 지능적으로 안내하는 데 관여한다. 모든 세부 사항을 알지 못하지만 IC 또는 PFC 내의 회로 활성화가 통증 경험에 상당한 영향을 미칠 것이라고 가정할 수 있다.

표 12.1은 플라세보로 통증이 성공적으로 감소된 환자에서 측좌핵의 신경세포가 활성화됐음을 보여준다. 앞서 논의한 바와 같이 이러한 신경세포는 제안된 행동의 가치를 평가하는 데 중요한 역할을 한다. 또한 PFC의 인지 센터와 ACC의 자각 네트워크를 포함해 뇌 전체의 회로에 광범위하게 연결돼 있다. 이 모든 연결성의 주요 기능은 특정 목표를 달성하는 것이 그에 필요한 노력을 정당화할 만큼 충분한 보상이 되는지 여부를 결정하는 것이다. 행동을 연구하는 과

학자들은 사람들이 노력이 필요한 경우 성취를 더 중요시하는 타고난 가치 체계를 가지고 있다는 것을 발견했다. 그러므로 우리는 수학에서 쉽게 점수를 얻었을 때보다 열심히 공부해 높은 점수를 받았을 때 더 큰 만족감을 얻는다. 통증은 보상과 동기부여의 원천이 될 수 있으며 측좌핵은 보상이 충분히 중요하다고 믿기 때문에 약간의 고통을 감수하는 것은 받아들일 수 있다는 결정에 기여한다. 이전 문장을 주의 깊게 살펴보면 실제로 이 결정에 받아들임과 믿음이라는 두 개의 구성요소가 있음을 알 수 있다. 이것을 우리의 삶과 연결해 보자. 만약 그 경주가 대단한 가치가 있다고 믿는다면 훈련 중에 역기를 들거나 결승선까지 전력 질주하는 행동에 동반되는 고통을 기꺼이 받아들일 수 있다. 때로는 빠르게 결정을 내려야 한다. 보통 뜨거운 컵을 잡았다면 화상을 입지 않기 위해 컵을 떨어뜨릴 것이다. 그러나 컵이 아끼는 세트의 일부라면 통증을 견디고 컵을 받침 접시에 부드럽게 올려놓을 것이다. 이때 우리는 보상으로 당혹감을 피하거나, 컵을 깨뜨리지 않았다는 자랑스러움을 느낀다.

고통과 믿음

종교에서 고통의 역할보다 더 중요한 수용과 믿음 사이의 연관성은 어디에도 없다.[4] 종교적 믿음은 행동에 가장 강력한 영향을 미치는 요소 중 하나이며, 의식적 자해는 자신의 죄를 속죄하는 방법으로 많은 종교에서 긴 역사를 가지고 있다. 신봉자들은 고통이 신과 더 가까운 곳에 데려다줄 것이라는 믿음으로 고통을 기꺼이 받아들인다. 그러나 그들은 얼마나 많은 고통을 기꺼이 감내할 수 있을까? 이 질문은 진통제에 대한 논의와 관련이 있다. 왜냐하면 모든 종교에는 그들의 믿음을 위해 기꺼이 죽거나 고문을 당한 순교자들의 이야기가 있기 때문이다. 항복보다 죽음을 받아들이려면 동기(보상)가 매우 강력해야 한다. 고대 문헌에 대한 학자들의 해석에 따르면 순교자들은 통증을 느꼈지만 그것을 속량하는 것으로 여겼고 실제로 고통스러워하지 않았다. 즉, 신에 대한 믿음이 너무 강해서 천국에서 보상받을 것이라고 믿었기 때문에 고통을 받아들인 것이다. 순교에 대한 사후적 견해는 성 토마스 아퀴나스St. Thomas Aquinas와 같은 신학자들에 의해 널리 알려졌으며, 많은 그림에 고통스러운 표정을 전혀 드러내지 않는 기독교 순교자가 묘사되었다. 물론 이러한 견해는 순교자들이 신의 은총을 받았기 때문에 고통을 겪지 않았다는 신학자들의 주장으로 인해 다소 와전되었다. 그럼에도 고통 없는 순교는 다른 종교 전통에도 나타나며, 일부 학자는 순교자가 통증에 무심했던 이유로 그들의 믿음이 강해 물리적 외상을 수용하면 스트레스 유발 진통 성분인 내인성 아편제가 방출되기 때문이라고 주장했다. 이는 충분히 신빙성 있는 것으로 여겨진다.[5] 순교자의 운명에 대한 이러한 해석이 올바른지는 더 많은 토의가 필요하다. 만일 이러한 해석이 사실이라면 이는 의사 결정에 관여하는 피질 센터가 보상과 믿음 네트워크의 하위 구성요소에 작용함으로써 통증을 줄이거나 없앨 수 있음을 나타낸다. PFC는 이 보상 네트워크의 일부며, 이는 만성통증 환자가 PFC 신경세포를 훈련시켜 통증을 어떤 원인에 대한 보상으로 받아들일 수 있다는 주장을 지지한다. 흥미로운 것은 PFC에서 PAG 및 측좌핵으로의 연결인데 자세한 내용은 나중에 더 논의할 것이다.

보상시스템에 대해 아직 모르는 것이 많지만 보상시스템이 강력한 동기부여이며 측좌핵이 이 과정에 필수적으로 기여한다는 것을 알고 있다. 동기부여의 또 다른 원천은 보편적인 인간 속성인 쾌락 추구이며, 측좌핵 신경세포는 쾌락으로 이끄는 행동을 강화하거나 장려한다. 이러한 이유로 측좌핵은 쾌락주의를 촉진하는 센터로 널리 간주된다. 즐거운 혹은 만족스러운 경험을 추구하는 것은 너무나 강력해서 때때로 이성적인 생각보다 우선할 수 있으며, 이는 재앙이 될 수 있다. 좋은 예로는 아편을 피우거나, 헤로인을 주사하거나, 코카인을 흡입할 때 생기는 즐거움이 잠재적인 향후 결과에 대한 인지 피질의 우려를 극복할 수 있다는 것이다. 결과적으로 측좌핵은 중독으로 이어지는 행동을 촉진하는 데 중요한 역할을 한다.

불확실성, 두려움, 스트레스에 의한 통증 악화

이제 통증 매트릭스의 일부 요소의 활성화가 실제로 고통을 증가시킨다는 불안한 증거를 논의하기 위해 쾌락에서 초점을 옮길 필요가 있다. 감소된 ACC 활동이 통증 경험 감소와 상관관계가 있는 것처럼, 연구에 따르면 통증을 예상하면 ACC 활동이 증가하고 통증이 악화된다. 앞서 최면에 걸린 환자가 자극이 고통스럽지 않을 것이라는 말을 들었을 때 고통이 감소했음을 언급했다. 그런데 반대로 최면에 걸린 동일한 피험자들에게 자극이 고통스러울 것이라고 말했더니 매우 다른 결과가 나타났다. ACC의 활동 증가와 함께 통증이 증가한 것이다. 또 다른 연구에서는 고통스러운 자극에 불확실한 기대를 가진 피험자들의 경우 고통 없는 자극에도 일시적으로 반응이 증가했으며, ACC 및 IC의 활동이 증가했다고 나타났다(표 12.1). 이는 ACC와 연결된 편도체에서 예상되는 사건에 대한 외상적 기억이 있을 때 특히 그렇다. 치과 진료실에서 드릴이 윙윙거리는 소리를 들을 때 많은 환자에게 어떤 일이 일어나는지 생각해보자. 소리는 두려움과 스트레스를 유발하며, 이 둘은 실제로 드릴이 작동할 때 고통을 증가시킨다. 통증 경험의 또 다른 중요한 요소는 실제 물리적 자극이 없는 경우에도 ACC와 IC에서 통증 유발 활동을 증가시키는 우리의 부정적인 정서 상태다.

스트레스는 원치 않지만 위협적일 수 있고 주의가 필요한 상황에 대한 정상적인 반응이다. 뇌의 회로는 스트레스를 다루는 방법을 고려하기 위해 활성화되는데, 우리 모두가 알고 있듯이 이는 스트레스가 많을 때 종종 혼란을 야기한다. 따라서 뇌는 특히 원인이 지속되는 경우 스트레스를 잘 처리하지 못하며, 이는 종종 불안 요소를 추가한다. 실제로 임상의들은 개인이 결과를 거의 통제할 수 없는 위기 상황에서 훨씬 더 많이 스트레스 유발 불안을 느끼는 것을 목격한다. 그런 상황에서는 감각이 고조되고 이완이 어려워진다. 오랜 기간 통증을 느끼는 것은 엄청난 스트레스다. 통증에 대한 두려움과 삶의 질에 부과되는 스트레스 때문에 지속적 혹은 만성통증 환자가 경험하는 고통이 증가한다고 믿을 만한 이유는 많다. 이와 관련한 심리학적 용어인 통증 재앙화Pain Catastrophizing는 통증 경험에 기여하는 많은 부정적인 정서로 요약된다. 그래서 만성통증 환자를 치료하는 심리학자와 정신과의사의 목표는 더 긍정적인 전망을 제시하는 것이다.[6]

하지만 스트레스가 통증을 경험하는 데 중요한 요소라고 말하는 것만으로는 스트레스가 어떻게 발생하는지 설명할 수 없다. 우리는 시상하부가 하나의 경로이며 이 모듈의 과도한 활성화가 다양한 심신성 통증에 기여한다는 것을 배웠다. 그러나 구체적인 원인은 지속적인 스트레스가 사이토카인, 특히 체성감각시스템을 통한 염증성 통증의 원인인 인터루킨-6 수치를 상승시킨다는 연구 결과에서 찾아볼 수 있다.[7] 분명히 사이토카인 수치의 증가는 통증 매트릭스의 정서적 구성요소의 활성화를 유도한다. 한 일례로 사별한 사람은 사이토카인 수치가 증가하였고 ACC와 PFC의 활성도 증가하였다. 따라서 스트레스로 인한 사이토카인 수치의 증가를 억제하는 약물은 통증의 정서적 구성요소를 제어하는 데 유용한 보조제일 수 있다.

지금까지 우리가 경험하는 고통의 정도를 결정하는 당혹스러운 정도로 많은 정신적 프로세스에 대해 배웠다. 보상, 수용, 정보 및 믿음은 통증 경험을 감소시킬 수 있지만 스트레스, 두려움, 불안 및 불확실성은 통증을 악화시킬 수 있다. 놀라운 사실은 이러한 모든 영향이 IC, PFC 및 ACC 내의 신경망에 의해 중재된다는 것이다.

통증을 제어하는 열쇠는 신경망을 통제하는 것이다.

통증의 자기조절

고통은 최면이나 플라세보를 통해 완화될 수 있으며, 진통 효과는 보상, 믿음 등을 매개하는 통증 매트릭스 구성요소가 공동으로 활성화됨으로써 나타난다. 불행히도 진통에 필요한 깊은 최면 상태에 도달할 수 있는 사람은 극소수이며, 플라세보의 성공 여부는 환자와 의사 간의 복잡한 관계에 달려 있다. 환자가 통증 매트릭스 모듈의 활동을 의도적으로 제어해 통증을 완화하는 것이 훨씬 더 좋을 것이다. 목표는 고통을 완화하는 경로는 활성화하고 두려움과 불안으로 이끄는 경로는 비활성화하는 방법을 배우는 것이다. 두 목표를 모두 달성하기 위한 가장 낙관적인 전략은 전환Diversion을 활용하는 것이다. 통증에 집착하는 것이 고통을 악화시킨다면, 통증에서 주의를 전환하면 고통을 없앨 수 있다. 지금부터 어떻게 다른 것에 주의를 돌릴 수 있는지 논의해보자.

주의 재고

두뇌는 엄청난 컴퓨팅 능력을 가지고 있지만 다중작업 능력이 매우 제한적이다. 시각, 청각, 촉각 및 기타 감각 신경세포 회로의 입력이 시상으로 들어간 다음 뇌 전체에 전파되기 때문에 우리는 일반적으로 주변을 의식한다. 그러나 각 감각에 대한 자각은 ACC의 활동에서 발생한다. 따라서 ACC 신경세포가 소리에 주의를 기울이고 다른 것보다 우선권을 주기 때문에 소리를 자각한다. 색깔 있는 꽃이나 손에 쥐고 있는 물체에 대한 자각도 마찬가지다. 한 감각에서 다른 감각으로 매우 빠르게 이동할 수 있지만 한 번에 하나 이상의 감각에 집중할 수는 없다. 통증은 우리의 삶을 위험에 빠지게 할 수 있는 위협을 의미하기 때문에 다른 감각보다 우선시된다. 결과적으로, 이런 단순한 깨달음은 다른 감각에 주의를 집중하면 고통을 줄일 수 있다는 의미이므로 통증 제어의 핵심이다.

이러한 일이 일어난다는 단편적인 증거는 충분하다. 예를 들어 수술 후 환자는 음악에 주의를 기울일 때 통증이 크게 감소한다. 따라서 음악의 자각은 통증에 대한 그들의 주의를 효과적으로 전환한다. 더욱이 주의 전환의 적절성이 클수록 고통은 더 크게 감소한다. 아름다운 일몰 이미지나 특별한 관련이 있는 종교 이미지에 주의를 기울이는 것은 주의를 돌리는 강력한 방법이다. 우리는 경험을 통해 특정 상황에서 모든 감각을 의식하지 못한다는 것을 안다. 아이디어에 너무 집중한 교수가 주변에서 무슨 일이 일어나고 있는지 자각하지 못하는 경우가 좋은 예다. 액면 그대로 받아들이면 환자는 다른 곳에 주의를 집중하는 법을 배워서 고통을 줄일 수 있다.

이러한 전환 전략을 잘 구현하려면 통증으로부터 주의가 전환되는 동안 뇌에서 어떤 일이 발생하는지 알아야 한다.[8] 이 질문에 답을 하기 위해 한 연구에서 지원자를 두 그룹으로 나눴다. 이때 두 그룹 모두 고통스러운 자극을 받았지만, 한 그룹은 자극 중에 주의를 분산시킨 반면 다른 그룹은 그렇지 않았다. 주의가 분산된 그룹은 그렇지 않은 그룹에 비해 통증이 감소했다고 보고했다. 주의가 분산된 그룹의 뇌 이미지는 PFC와 ACC의 정서 담당 부위에서 활동이 증가한 반면 시상, IC 및 ACC의 인지 담당 부위에서 활동이 감소한 것으로 나타났다(표 12.1). 이러한 결과는 ACC를 두 개의 영역으로 나누었는데, 하나는 비활성화된 고통과 관련된 영역이고 다른 하나는 주의 전환에 집중함으로 활동이 증가된 자각과 관련된 영역이다. 또 다른 연구에서, 색상에 초점을 맞추라는 지시를 받은 후 열 자극이 주어진 피험자들은 주의 분산이 통증의 강도를 상당히 감소시켰다. 이때 fMRI 영상은 수도주변회백질PAG이 크게 활성화되었음을 보여주었다.

두 연구는 서로 다른 프로토콜을 사용했기 때문에 결과를 직접 비교할 수는 없다. 하지만 두 연구의 결론은 주의 분산이 고통을 줄이는 유망한 방법이며 통증 매트릭스 내의 모듈이 관련돼 있다는 것이다.

훈련을 통한 뇌의 변화

통증으로부터 주의를 분산시키는 것은 상대적으로 쉽지만 효과는 일시적이고 통증은 곧 돌아온다. 그러나 주의를 분산시키는 시간을 연장하고 더 나아가 의도적으로 통제할 수 있다는 증거가 있다. 이것이 어떻게 가능한지 이해하려면 신경가소성Neuroplasticity으로 알려진 중요한 현상에 대해 간략하게 논의해야 한다.

나이가 들면서 가장 많이 사용하는 경로와 회로는 강화되는 반면 사용하지 않는 것은 감소하거나 잃어버린다. 따라서 유아기의 뇌는 성인보다 더 많은 신경세포, 연결 및 시냅스를 가지고 있다. 시냅스를 추가하거나 제거하는 능력은 뇌가 경험에 따라 끊임없이 변화한다는 사실을 반영하며, 이는 유아기의 양육 환경이 특히 중요한 이유다. 골프공을 치거나 재주넘기를 할 때 이러한 변화 중 일부를 능동적으로 지시한다. 이런 경우 기술을 배우기 위해 회로를 강화하고 있으며, 연습할수록 실력이 쌓이고 회로가 강화된다. 실명 후에 청력이 더 예민해지는 것과 같은 엄청난 변화가 일어나기도 한다. 뇌의 신경망을 변경하는 능력은 감소하지만 나이가 들어감에 따라 사람들은 여전히 새로운 기술을 배우고 새로운 기억을 창출할 수 있다.

신경가소성은 대부분 외부 사건이나 원하는 결과에 대한 반응으로 논의된다. 하지만 자신의 생각을 내부로 돌려 뇌의 회로를 변경하고, 주의에 관련된 통증 매트릭스의 구성요소를 의도적으로 활성화해 인식을 형성하며, 지속적이거나 만성적인 통증을 억제하도록 마음을 훈련시키는 것이 가능하다고 가정해보자. 테니스에서 서브를 배우는 것과 마찬가지로, 충분한 훈련을 통해 우리의 뇌 회로가 통증 감소의 지속 시간을 크게 연장하도록 재배치될 수 있는가? 지금까지 알아본 내용을 바탕으로 훈련을 통해 뇌를 변화시킬 수 있을지 평가해보자.

인지 및 만성통증

진통제의 심각한 부작용 때문에 만성통증을 치료하기 위한 약리학적 접근은 미미한 성공을 거두었다. 진통제를 개발하는 데 수백만 달러가 소요되고, 대부분 환자가 처방받기 위해 병원을 방문해야 한다. 약물치료에 대한 대안으로 만성통증을 관리하기 위해 고안된 몇 가지 비약물요법이 등장했다. 이 중 인지기반치료Cognition-Based Treatment, CBT 전략이 어느 정도 성공을 거두었다.[9] CBT의 핵심 원리는 고통을 줄이기 위해 조작할 수 있는 심리적 요인이 고통에 영향을 미친다는 것이다. CBT는 다면적이며 기분, 주의, 생각 및 믿음을 관리하는 방법, 스트레칭, 다양한 유형의 운동을 결합한다. 치료 옵션이 너무 많아 다양한 변형을 시도하는 의사는 임상 현장에서 전반적인 효능에 대해 정확한 평가를 얻기가 어렵다. 결과적으로, 효과적이면서도 따라 할 수 있을 정도로 단순한 CBT를 발굴하려는 노력이 있었다. CBT의 주요 목표는 주의Attention와 믿음Belief을 관리하는 것이며 마음의 이 두 가지 속성이 명상으로 제어될 수 있다는 임상적 근거가 증가하고 있다. 이 새로운 정보에 비추어볼 때, 일부 변형된 CBT는 최근 명상 구성요소를 통합함으로써 통증의 정신적 측면을 강조하고 있다. 미디어의 관심으로 볼 때 명상은 통증을 줄이는 데 매우 효과적인 방법으로 보이기 때문에 특히 의미가 있다.

묵상, 통증, 고통

의도적으로 통증을 줄이는 방법을 설계하고 싶다면 PAG에서 내인성 아편제 신경세포를 활성화해야 한다. 우리는 PFC와 PAG 사이에 연결이 있으며 플라세보 효과가 통증을 줄이기 위해 PAG를 활용한다는 것을 알고 있다. 특정 경로를 의도적으로 활성화하는 것은 불가능하지만 명상을 통해 고통으로부터 주의를 돌릴 수 있다. 고통은 감각이므로 모든 감각은 시상에서 우리가 주의를 기울이는 감각을 결정하는 PFC 및 IC와 상호작용하는 ACC로 흐른다. 병변이나 부상으로부터의 입력은 생존에 대한 위협으로 간주되기 때문에 가장 높은 우선순위를 받는다. 한 가지 감각에 더 많이 집중할수록 다른 모든 것은 더 후퇴한다는 점을 고려할 때 명상의 기본 원리는 고통에서 다른 감각이나 생각으로 주의를 돌림으로써 지속적이거나 만성적인 통증을 감소시킨다는 것이다.[10] 간과할 수 없는 사실은 명상에 통증을 악화시키는 스트레스와 불안을 완화하는 것을 목표로 하는 수행이 포함된다는 것이다.

명상이 인식과 감정을 통제하도록 마음을 훈련할 수 있다는 생각은 심리학과 행동주의 주변에 존재해왔다. 1960년대 의학계와 과학계의 회의를 포함한 다양한 이유로 일반 대중들에게 외면받은 초자연적인 명상 운동이 있었다. 현대 생활의 긴장과 불안을 줄이기 위해 널리 사용되는 프로작Prozac과 같은 약물의 도입도 중요했다. 그러나 최근 고통에 대한 두 가지 상반된 생각으로 인해 의도적으로 주의를 통제하는 명상 수행이 주목받았다.

초기 서구 문화에서 고통(괴로움)은 정량화할 수 없어 과학적 탐구 대상이 아니며 말로 표현할 수 없는 프로세스로 간주되었다. 결과적으로 20세기까지 고통에 대한 연구는 철학과 신학의 영역에 맡겨졌다가 20세기와 21세기에 신경해부학과 신경과학의 출현으로 고통이 뇌의 프로세스에서 비롯되었다는 것이 명백해졌다. 이것은 수천 년 전에 알크미온Alcmaeon(기원전 5세기에 태어난 그리스 철학자이자 의학 저술가―옮긴이)에 의해 제안됐다. 하지만 뇌의 복잡함은 고통의 근원을 이해하기 위한 실험적 접근을 불가능하게 했고 대부분 심리학 및 정신의학과 같은 분야에 맡겨졌다. 이미 언급한 것처럼, 세포 및 분자신경생물학의 상당한 발전과 고통과 관련된 뇌 신경망의 사진을 제공하는 실시간 영상의 도움으로 비교적 최근에 변화가 나타났다. 그 결과 통증을 제어할 수 있는 새로운 비약리학적 기회를 얻을 수 있었다.

동양 문화는 마음을 어떻게 통제할 수 있는지 이해하기 위해 묵상을 사용함으로써 매우 다른 방식으로 고통에 접근했다. 그들은 자신의 내부로 관심을 돌려 마음을 이해하기 위해 마음을 활용하는 방법을 고안했다. 이 맥락에서 묵상은 마음, 감정 그리고 우리 주변 세계 사이의 관계를 밝히거나 명확히 하려는 시도를 의미한다. 이 방법은 수천 년에 걸쳐 개선되었으며 명상Meditation으로 절정에 이르렀다. 위대한 종교지도자 부처는 고통에 대한 이해와 수행을 통해 고통을 줄이는 방법을 얻기 위해 명상을 사용한 열렬한 마음 탐험가였다. 그의 가르침은 불교도 전통의 기초를 형성했으며, 이는 선 명상 및 기타 관련된 종교 지지자들에 의해 지속되었다. 동양의 수련자들이 신경세포, 회로 또는 신경망에 대해 전혀 알지 못하였음에도 마음이 작동하는 원리를 깨쳤다는 것은 놀라울 따름이다.

명상은 고통을 덜어주는 것이 아니라, 자아를 더 많이 알고 기억과 감정을 통제함으로써 마음을 고요하게 하기 위해 고안됐다. 마음을 고요하게 하면 자연스럽게 스트레스가 풀리고 이로 인해 통증을 줄일 수 있다. 모든 사람은 마음이 외부의 영향에서 자유로울 때 나타나는 타고난 기초 명상 상태를 가지고 있다. 이같이 외부의 영향에서 자유로울 수 있는 수준은 개인마다 다르며 통증 내성과 관련이 있다. 따라서 자연적인 명상 상태가 깊을수록 고통스러운 사건에 대한 저항이 커진다. 이는 고통이 주관적인 이유를 부분적으로 설명하지만 기초 상태를 조작하는 것이 통증 경험을 변경하는 방법일 수 있음을 시사한다. 요가는 호흡, 신체 움직임 및 외부의 영향을 멀리하는 방법으로 자세에 집중함으로써 수련자들이 명상 상태에 들어갈 수 있도록 고안되었다. 마라토너는 때때로 호흡을 달리는 속도와 동기화해 동일한 상태에 도달함으로 통증에서 주의를 분산시킬 수 있다.

마음챙김

여러 형태의 불교 명상 중 가장 성공한 명상은 동양의 마음챙김 수행이다. 불교 승려들은 수천 년 동안 마음챙김 명상이 통증에 대한 주관적인 경험을 크게 변화시킨다고 주장해 왔다. 그들은 통증의 감각적 측면을 충분히 경험하지만 평가한 이후 통증이 없어졌다고 얘기한다. 또한 마음챙김 수련자가 그들의 정신 프로세스를 통제함으로 비범한 업적을 수행할 수 있는지에 관한 많은 설화가 있다. 최근 연구에서 마음챙김 기반 요법Mindfulness-Based Therapies이 성공적으로 고통을 완화할 수 있고, 단기 마음챙김 훈련도 상당한 진통 효과를 보여주었기 때문에 이러한 주장에는 믿을 만한 점이 분명히 있다.[11] 간단히 말해 마음챙김은 생각이 마음을 통해 흐를 때 생각에 대한 자각에 집중함으로써 달성되는 정신상태다. 기본적으로 각 생각은 판단되지 않고 영향 없이 그냥 흩어지도록 허용한다. 대부분의 명상 형태와 마찬가지로 주요 목표는 고요한 마음과 기본적인 자각 상태에 도달하는 것이다. 고급 수준의 마음챙김은 의도적으로 마음이 특정 감각에 주의를 기울이고 피해야 할 생각이나 감각에서 멀어지도록 지시한다. 여기서 목적은 원치 않는 침입을 부적절하게 만드는 것이다. 이 접근법을 이용한 초기 성공 사례로 1970년대 후반 매사추세츠 의과대학의 존 카밧진Jon Kabat-Zinn(미국 매사추세츠 의과대학 산하 의학, 건강, 마음챙김 센터 창시자. 필립 카플로, 베트남의 틱낫한, 한국의 숭산 스님과 같은 선불교 스승들의 제자이자, 케임브리지 선원의 창립 멤버다. —옮긴이)과 동료들이 설계한 마음챙김 기반 스트레스 감소Mindfulness-Based Stress Reduction, MBSR 프로그램이 있었다.[12] 많은 MBSR 프로그램 실행자들은 만성통증을 완화하고 그들의 삶의 질을 향상시키는 방법을 배웠으며, 현재 미국 전역의 많은 지역에서 이 과정을 제공하고 있다. 인지기반치료를 이용한 성공 사례까지 더해지면 통증을 극복하기 위해 마음을 훈련하는 데 잠재적인 힘이 있음을 알 수 있다. 그럼에도 아직 답이 필요한 질문은 남아있다.

통증의 뇌과학

마음챙김 명상이 효과적이기는 하지만 이것이 왜 또는 어떻게 작동하는지에 대해서는 아직 잘 모른다. 많은 책에서 밝혀지지 않은 메커니즘에 대한 다양한 이론을 제공하지만 검증 가능한 설명은 얻지 못했다. 대부분의 명상학자가 마음을 뇌의 속성으로 인식하지 않기 때문에 왜 그래야 하는지 명확하지 않다. 18세기와 19세기의 부상에 대한 많은 연구는 국소적 뇌 손상과 별개의 기능 상실을 분명히 연관시켰다. 예를 들어, 언어는 왼쪽 전두엽에 있는 개별 신경세포 그룹의 활동으로 발생한다.[13] 이미 언급한 바와 같이 직접적인 뇌 자극에 대한 최근 연구는 복잡한 감각과 감정을 이끌어내어 이러한 속성이 어떤 외부의 정신이나 힘이 아니라 뇌의 물질에서 나온다는 직접적인 증거를 제공한다. 결과적으로 의식과 자각이 아직 정의되지 않은 체외의 힘에서 나온다고 주장하는 것은 말이 안 된다. 이러한 설명 중 일부는 너무 난해해서 존재 자체에 의문을 제기하게 만든다. 우리는 불가지론적 입장Agnostic Position(특정한 명제의 진위 여부를 알 수 없다고 보는 철학적 관점—옮긴이)을 취하고 있으며 명상적 자기 성찰이 현재 과학으로 설명할 수 없는 프로세스를 유발함으로 통증을 완화하는 효과가 있다는 것을 인정한다. 이는 감각이 마찬가지로 이해되지 않는 과정을 거쳐 뇌의 신경 회로에서 나온다는 것을 인정하는 것과 같다. 그럼에도 동서양의 전통을 혼합함으로써 고통을 줄이는 방법과 통증 매트릭스의 작업에 대해 알고 있는 범위 내에서 명상이 어떻게 일을 하는지에 대한 통찰력을 얻을 수 있다.

12. 마음을 다스리는 마음

마음챙김 수행은 감각, 생각, 감정을 처리하는 방식이 다른 두 가지 분야로 나눌 수 있으며 둘 다 특정 기술의 숙달이 필요하다.[14] 첫 번째 분야는 외부 및 내부 사건으로부터 분리를 촉진하는 주의 집중 Focused Attention(팔리어 언어의 사마타)을 사용한다. 집중된 주의를 기울이는 동안 수행자는 계속해서 반복되는 단어인 만트라Mantra 또는 호흡과 같은 단순한 기능에 초점을 맞춘다. 깊게 숨을 들이쉬고 천천히 내쉬는 것만으로 뇌의 중추에 산소가 적절하게 공급돼 긴장과 불안이 줄어들기 때문에 호흡이 특히 효과적이다. 주의를 산만하게 하는 감각이나 생각이 밀고 들어오면 그들은 사라지고 초점은 호흡으로 돌아간다. 마음은 감각, 생각, 심지어 기억까지도 주의와 경쟁하는 끊임없는 흐름의 상태에 있기 때문에 호흡은 하찮은 것이 아니다. 그럼에도 훈련이 진행됨에 따라 수행자는 점차적으로 호흡에 대한 집중을 유지하는 방법을 배우고 고통의 감각에 대한 비판단적 자각은 잠깐이게 된다. 궁극적인 목표는 외부의 두려움이나 스트레스를 배제하고 마음이 자기 자신에게 집중되는 이완 상태를 달성하는 것이다.

마음챙김 명상의 또 다른 분야는 집중적으로 주의를 기울이는 동안 방해가 되는 고통과 같은 모든 생각이나 경험을 평가한 다음 중요하지 않은 것으로 무시하는 개방 모니터링Open Monitoring(위팟사나 Vipassana: 사물을 '있는 그대로 본다.'는 뜻으로 인도에서 가장 오래된 명상법 가운데 하나다. —옮긴이)으로 알려진 것을 사용한다. 다른 말로 하면, 개방 모니터링은 통증에 대한 자각을 고통으로부터 분리한다. 이는 심각한 부상에 대한 뇌엽절제술 환자의 반응을 연상시킨다. 그러나 개방 모니터링에서는 불쾌감이 중요하지 않다는 의도적인 결정에서 결과가 나타난다.

우리는 명상을 가르치는 방법에 차이가 있을 때 명상의 효능을 정확히 평가하기 어렵다고 언급한 바 있다. 일부 강사는 학생들에게 눈을 감으라고 지시한다. 그러면 시상에서 ACC로 시각적 정보가 전달되지 않는다. 다른 사람들은 명상하는 동안 학생들이 편안하게 기대도록 허용하는 반면, 어떤 사람들은 고통스러울 수 있는 자세를 요구한다. 사실, 많은 요가 수행자는 긴 시간 명상을 하는데 이때 그들의 관절과 근육에 나타나는 통증을 무시해야 하는 실제적인 목표를 가지고 있다. 우리는 마음챙김 명상의 전형적인 수행자의 경우, 수행자가 편안하다면 앉거나 눕거나, 눈을 뜨거나 감는 것이 결과에 큰 차이가 없다고 믿는다.

통증 매트릭스의 역할과 관련해 주의 집중과 개방 모니터링 사이에는 미묘하지만 중요한 차이가 있다. 주의 집중은 고통을 마음의 다른 코너로 돌리면서 호흡에 주의를 기울임으로써 통증을 줄일 수 있는 비교적 간단한 프로세스다. 호흡은 본질적으로 뇌 회로에는 중립적이며 더 높은 인지를 처리하는 피질 부위에서 PFC 및 IC로 입력과 주의 센터로 출력은 둘 다 정지된다. 이에 반해 개방 모니터링은 고통을 적극적으로 인정하지만 중요하지 않다고 판단한다. 모든 결정에는 보상시스템과의 상호작용에 따라 달라지는 정보와 믿음이 포함되기 때문에 개방 모니터링이 통증 매트릭스의 많은 모듈, 특히 PFC 및 IC에서 활동을 증가시킬 것으로 예상한다. 결과적으로, PFC와 IC의 활동은 주의가 집중되는 동안 발생하는 것보다 훨씬 더 광범위할 것이며, 최면 및 성공적인 플라세보 치료 시 발생하는 것과 유사할 것이다. 순교와 보상시스템에 대한 논의에서 수용의 중요성을 언급했듯이, 이러한 영역과 다른 영역도 고통을 받아들이는 데 기여할 수 있다.

마음챙김과 뇌파

치료 효과를 평가하려면 객관적인 성공 척도가 필요하다. 마음챙김의 주요 이점은 통증을 악화시키는 스트레스와 불안을 줄이는 진정효과다. 뇌에서 방사되는 전기활동의 파동을 측정하는 기술을 이용해 실제로 마음 상태를 모니터링할 수 있다. 뇌파는 두피에 전극을 부착해 측정할 수 있도록 뇌의 광범위한 신경세포가 동기화된 상태에서 활동전위를 생성할 때 발생한다. 이 파동은 1924년 독일의 생리학자이자 정신과의사인 한스 베르거Hans Berger가 개발한 뇌파 ElectroEncephaloGram, EEG를 사용해 처음으로 측정되었다.[15] 뇌파 측정은 훨씬 더 유용한 정보를 제공하는 영상기술로 대체되었기 때문에 뇌 활동을 모니터링하는 이 방법은 논의하지 않았다. 그럼에도 뇌파는 의식수준과 관련된 활동을 측정하기 때문에 유용하다. 진동의 주파수로 여러 다른 파동을 구별할 수 있다. 알파웨이브는 가장 낮은 주파수를 가지며 공상을 할 때와 같이 뇌가 이완된 상태에 있을 때 나타난다. 알파 진동이 두드러지면 감각 입력이 최소화되고, 원치 않는 생각을 없애며, 불안이 현저하게 줄어든다. 마음챙김 훈련은 눈에 띄게 더 많은 알파 웨이브를 생성하는 경향이 있다. 따라서 뇌 활동을 객관적으로 측정하는 EEG는 마음챙김이 뇌를 진정시키는 능력에 대한 증거를 제공한다.

개방 모니터링 중에 발생하는 것처럼 뇌가 의도적으로 특정 생각에 머물기 위해 기어를 전환할 때 알파 진동은 더 높은 주파수의 감마웨이브로 대체되는 경향이 있다. 이 파동은 서로 다른 뇌 영역에서 정보를 동시에 처리하는 것을 반영하며, 최고 수준의 인식 상태와 관련이 있다. 감마웨이브는 마음이 능동적으로 학습 중이거나 과잉행동 모드일 때 우세하다. 통제되지 않은 감마웨이브는 불안을 유발할 수 있다. 그럼에도 명상 상태의 티베트 승려가 휴식 시보다 2~3배 높은 감마웨이브 수치를 보였다는 사실은 놀라운 일이었다. 그들의 마음은 편안한 명상 상태에 있음에도 비상한 수준의 각성상태에 있었다. 이 명백한 모순은 감마웨이브가 자신에게 집중하는 마음의 표현이라는 것을 의미한다.

마음챙김의 효능을 보고한 대부분의 자료는 마음챙김이 만성통증으로 인한 고통을 줄일 수 있음을 나타낸다. 이러한 평가의 대부분은 자기 보고를 기반으로 했다. 즉, 피평가자는 주관적 요소를 도입한 고통의 강도를 결정하였다. 반면 알파웨이브 연구는 적어도 스트레스 해소와 관련해 환자의 보고를 뒷받침하는 객관적인 측정치를 제공했다. 하지만 마음챙김이 플라세보 효과를 통해 통증을 완화한다는 중요한 가능성을 고려해야 한다. 더욱이 통증을 완화하는 마

219

음챙김의 효과에 관한 확고한 지지는 고통에 대한 명상의 역할이 예측되는 방식으로 통증 매트릭스의 구성요소가 관여된다는 것을 보여준다. 이 두 가지 중요한 문제를 모두 다루기 위해, 마음챙김 명상을 수행 중인 피험자와 성공적으로 플라세보 치료를 받은 환자 간 통증 매트릭스 내 다양한 모듈의 활동을 비교해보자.

마음챙김과 실시간 영상

마음챙김에 초점을 맞춘 주의의 fMRI 영상은 예측한 영역의 활성화를 보여주었다.[16] 호흡과 자각에 관여하는 ACC에 집중함으로 체성감각 피질(즉 감각 호문쿨루스)의 코와 목 부위가 활성화되었으며 이는 예상할 수 있었다. 중요한 실험은 마음챙김 훈련을 받은 피험자와 그렇지 않은 피험자의 하지에 고통스러운 열 자극을 가했을 때 얻은 뇌 스캔을 비교하는 것이었다. 열은 C형 침해수용성 신경세포의 말단에 있는 TRPV1 수용체를 활성화한다.

예상대로 명상하지 않은 그룹의 영상은 부상의 영향을 처리하는 통증 신경매트릭스의 하지 영역과 다른 영역에서 중심뒤이랑PCG의 체성감각피질에서 활동이 증가돼(표 12.2), 평소와 같이 통증을 경험하고 있었다. 반면 명상 그룹은 놀랍게도 감각피질의 다리 영역과 시상, 편도체 및 수로주변회백질에서 활동이 감소됨을 보여주었다. 따라서 명상은 시상 수준에서 침해수용성 경로를 차단해 통증을 완화하는 것으로 보인다. 더욱이 영상은 명상 그룹에서 PFC의 신경세포 활동의 증가를 보여주었고, 다른 유사한 연구에서 명상은 ACC

	부상	플라세보	명상
중심뒤이랑(PCG)	증가	감소	감소
시상	증가	감소	감소
전대상피질(ACC)	증가	감소	증가
섬피질(IC)	증가	감소	증가
전전두엽피질(PFC)	증가	증가	증가
수로주변회백질(PAG)	증가*	증가	감소
편도체	증가**	감소	감소
측좌핵		증가	

표 12.2 부상, 플라세보 및 명상에 따른 반응으로 통증 매트릭스 구성요소 활성의 변화
*심한 부상이나 스트레스 후. **두려움이 있을 때. 자세한 내용은 본문 참조.

및 IC 영역에서 뇌 활동을 증가시키는 것으로 나타났다.

표 12.2는 명상 수행자와 플라세보 환자 간 반응의 유사점과 차이점을 보여주며, 대부분이 통증 매트릭스 내 모듈의 기능에 대해 알고 있는 것으로 설명될 수 있다는 점이 만족스럽다. 한 예로, 플라세보 환자의 IC와 ACC 모두에서 활성이 감소했다. IC-ACC 신경망의 활동은 통증 표현에 필수적이기 때문에 플라세보가 통증을 줄일 수 있는 이유를 설명한다. 만성통증 환자에 대한 영상 연구는 IC 및 ACC에서 향상된 활동을 보여주었다는 것을 기억하자. 반면 명상 그룹의 ACC 활동 증가는 PFC의 증가된 활동에서 나오는 생각의 자각에 초점을 맞추고 있기 때문이다. 시상 활동의 감소는 시각,

청각 및 고통으로부터 입력이 감소될 것을 시사하는 명상 중에 PFC가 활성화되는 이유는 무엇일까? 이에 대한 합리적인 설명은 PFC의 회로가 뇌 내, 즉 대뇌피질의 다른 영역에서 비롯된 생각을 평가하기 때문에 활성화된다는 것이다. 이 설명은 앞서 언급한 명상하는 승려들의 감마웨이브가 엄청나게 증가한 것과 일치한다. 플라세보 그룹에서 PFC의 활동도 증가했는데, 이는 성공적인 치료에 매우 중요한 믿음과 정보에서 플라세보의 역할을 고려할 때 예상할 수 있다. 마지막으로, 플라세보 환자와 명상 수행자 모두 편도체의 활동이 감소한 것으로 보아 두려움이 감소했음을 알 수 있다. 이것은 편도체 활동이 증가한 만성통증 환자의 영상과 완전히 대조된다. 여기서 보는 바와 같이 통증 매트릭스 구성요소의 기능과 플라세보 또는 마음챙김으로 인한 고통의 감소 사이에는 명확한 상관관계가 있다.

플라세보와 명상 간 비교에서 전혀 예상치 못한 한 가지는 명상 그룹에서 PAG 활동이 감소한 반면 플라세보 환자에게서는 PAG 활성이 증가했다는 것이다(표 12.2).[17] 결과적으로 마음챙김 명상은 아편 시스템과 관련 없는 경로를 통해 통증 경험을 감소시킨다. 이러한 구분은 날록손이 명상 중 나타나는 통증 감소를 약화시키지는 않지만 플라세보 투여 그룹에서는 날록손이 플라세보의 통증 완화 효과를 감소시킨다는 것을 보여주는 연구로 뒷받침된다. 따라서 플라세보와 명상이 통증을 완화하기 위해 통증 매트릭스의 다른 구성요소를 사용한다고 결론지을 수 있다.

이러한 발견은 마음챙김 기반 통증 완화에 관여하는 신경 작용

기전이 자각 및 고통의 인지적 제어에 관여하는 통증 매트릭스의 모듈 조정과 일치함을 보여주는 중요한 결과다. 플라세보 효과는 마음 챙김과 동등하게 고통을 완화할 수 있지만 통증 매트릭스의 다른 구성요소의 활동을 변경한다. 따라서 통증은 뇌의 한 장소뿐만 아니라 매트릭스의 여러 처리 부위에서 조절될 수 있다.

자기조절 통증

우리는 시상과 ACC 사이의 연결을 통해 병변을 자각하지만 고통은 ACC로의 입력에 의해 부과된다. 명상과 플라세보의 결과로 볼 때 가장 중요한 것은 IC와 ACC의 연결이다. 그러나 IC는 믿음, 정보 등을 기반으로 고통을 완화하는 PFC 및 피질의 다른 영역으로부터 입력을 받는다는 것을 기억하자. 이제 명상이나 플라세보에 의존하지 않고 피질의 이러한 영역을 직접 활성화하는 방법을 배울 수 있을지 생각해보자. 한 가지 방법은 환자를 특정한 생리학적 또는 행동학적 결과를 제어하는 방법으로 유도하는 피드백 시스템을 사용하는 것이다. 바이오피드백 훈련 과정은 환자가 심장 박동 및 기타 자율 기능을 조절하는 방법을 배우는 데 도움이 되었다. 이러한 바이오피드백 과정의 성공은 신경피드백 프로그램 개발로 이어졌다. 이것은 통증을 경험하는 뇌 영역의 전기적 활동을 조절하기 위해 뇌 기능을 스스로 조절하는 방법을 환자에게 가르치기 위해 고안되었다. 그러한 과정 중 하나는 EEG를 사용해 처방된 활동 중에 뇌파를 모니터링한다. 이미 알파 웨이브가 통증을 악화시키는 스트레스를 줄이는 데 이완된 마음챙김 정신상태와 어떻게 관련되는지 논의한 바 있다. 알파웨이브의 출현을 극대화하는 정신적 프로세스를 의도적으로 활성화함으로써 이완된 상태에 들어가도록 피험자들을 훈련할 수 있음이 밝혀졌다. 통증의 경험을 줄이는 데 어느 정도 성공했으며, 명상을 통해 이완된 상태에 도달하는 데 필요한 시간과 노력을 줄일 수 있다는 이점이 있다.

EEG 리듬을 담당하는 신경 메커니즘은 광범위하고 통증 매트릭스 내의 여러 모듈에 걸쳐있다. 고통과 관련된 네트워크만을 표적으로 삼는 것이 더 유용할 것이라는 생각으로 스탠퍼드와 MIT, 하버드대학교의 과학자들이 공동으로 연구를 수행해 매우 희망적인 결과를 얻었다.[18] 그들은 통증시스템의 필수 구성요소로 ACC를 표적으로 삼았고, 실시간 fMRI를 사용해 피험자 그룹에 ACC 신경세포의 활성을 의도적으로 올리거나 낮추는 방법을 가르쳤다. 피험자들은 연구자들이 표적 뇌 영역의 활성을 교대로 증가 및 감소시킬 것이며 fMRI 스캔이 실시간 피드백을 제공할 것이라는 얘기를 들었다. 따라서 훈련에 인지적 요소가 포함돼 있었다. 다시 말해 피험자가 목표를 달성하도록 동기를 부여한 것이다. ACC의 활동을 성공적으로 조절할 수 있었던 피험자들은 유해하고 국소적인 열 자극을 받았다. 실험이 종료된 후 통증을 평가해 달라고 요청받았을 때 피험자들은 의도적으로 ACC의 활동을 증가시키면 고통이 증가하고, ACC의 활동을 감소시키면 고통이 감소한다고 보고하였다. 이 놀라운 결과는 통증 관리에 분명한 의미가 있음을 보여주었고, ACC가 고통의 정도를 조절한다는 것을 직접적으로 증명했다. 다른 세 그룹은 플라세보 및 비특이적 효과를 통제하는 데 사용되었다.

결정적인 실험은 소수의 만성통증 환자를 대상으로 수행되었다. 전과 같이 피드백을 제공하는 fMRI를 사용해 환자들은 ACC의 활동을 제어하는 훈련을 받았다. 위의 피험자들과 달리 환자들은 유해한 열 자극을 받지 않은 대신 진행되고 있는 통증을 평가하도록 요청받았고 결과는 동일했다. 환자가 의도적으로 ACC의 활동을 줄였을 때 고통 수준이 크게 감소했다. 더 많은 수의 환자를 대상으로 한 추가 연구가 분명히 필요하지만 위 결과는 개인이 특정 뇌 영역의 활성화를 자의적으로 제어할 수 있고 ACC에 대한 제어가 만성통증에 영향을 미칠 만큼 충분히 강력하다는 것을 보여준다. 실제로 흥미로운 문제는 환자가 ACC와 통증을 얼마나 오래 조절할 수 있는지를 결정하는 것이다. 다시 말해 우리가 특정 신체 활동을 수행하도록 훈련을 받을 때 발생하는 것처럼 훈련이 뇌 회로를 재구성하는가?

우리는 먼저 통증 매트릭스 내 모듈의 활동이 통증 경험을 담당한다는 것을 보여주었다. 체성감각 구성요소는 부상이나 염증에 대한 자각을 제공하는 신호를 보내지만 고통의 궁극적인 정도는 매트릭스의 정서적 구성요소와 인지 구성요소 모두에 의해 결정된다. 정서시스템은 이전 경험을 기반으로 한 두려움과 신념과 가치를 고려한 보상에 기여하는 반면, 인지 구성요소는 정보와 기억을 기반으로 결과를 제어한다. 이것은 통증이 어떻게 발생하는지에 대한 과학적 기반의 비교적 기계론적인 관점이다. 통증을 이해하는 다른 접근 방식은 인지기반요법과 마음챙김 명상에서 예시된 것처럼 마음을 사용해 고통을 통제하는 것이다. 일련의 연구를 통해 드러난 사실은 통증 매트릭스에 대한 우리의 이해가 마음챙김에서 얻은 결과를 검증하고 그 반대의 경우도 마찬가지라는 것이다. 목표는 우리가 지금까지 배운 것을 이용해 마지막 장에서 논의될 통증 관리의 새롭고 유망한 단계를 여는 것이다.

통증 관리:
현재와 미래

13

지금까지 다양한 관점에서 통증과 고통에 대해 논의했다. 다음 목표는 현재와 미래에 통증을 가장 잘 치료하는 방법을 결정하는 데 이제껏 배운 것을 활용하는 것이다. 모든 형태의 만성통증을 완화하는 것이 목표이지만 통증이 난치성인 경우에는 고통을 관리 가능한 수준으로 줄여 환자가 생산적인 삶을 영위할 수 있게 한다. 처음에는 통증의 초기 인식을 담당하는 체성감각시스템의 효소, 채널 및 수용체에 초점을 맞추었다. 표적에 대한 추가적인 검색은 계속되고 있으며 이는 제약 산업에 새로운 진통제를 개발하기 위한 표적을 제공하기 때문에 중요하다. 이전 장에서 고통이 외부 세계에 대한 또 다른 인식이 아니라 불과 50년 전만 해도 상상할 수 없었을 방식으로 조절되는 매우 복잡한 감각이라는 것을 배웠다. 따라서 내인성 아편제 및 기타 신경전달물질의 방출을 통해 침해수용성 경로를 조절하기 위해 척수로 내려가는 뇌의 경로를 소개했다. 그러나 가장 중요한 것은 통증과 고통은 실제로 경험되고 체성감각시스템이 우리가 통증 매트릭스에서 묘사한 뇌 내의 개별 센터 신경망의 한 구성요소일 뿐이라는 인식이었다. 이러한 이해는 매트릭스가 통증 경험을 통제하는 센터를 포함하고, 사별 및 기타 심리적 원인으로 발생하는 통증에 대해 처음으로 설명을 제공했기 때문에 통증에 대한 관점을 크게 넓혔다. 가장 중요한 것은 매트릭스의 구성요소를 조작해 고통을 의도적으로 제어할 수 있다는 연구 결과가 나왔다는 것이다. 통증을 관리하는 두 가지 접근 방식은 각각 약리학과 마음챙김에 기반을 두고 있다. 이제 우리는 목표를 향해 나아가면서 각각의 장점을 고려해야 한다.

현재

약리학적 접근

안전한 아편제 만들기　9장에서는 약물 개발의 어려움과 함정, 최상의 표적을 선택하는 데 명확성의 필요성을 설명했다. 그럼에도 여전히 약리학적 개입이 필요하다. 우리는 아편이 효과적인 진통제라는 것을 수 세기 동안 알고 있었다. 모르핀과 옥시코돈과 같은 아편제 약물은 현재 난치성 통증의 주요 약물이며 가까운 미래에도 계속 그럴 것이다. 아편제는 다양한 유형의 만성통증에 매우 효과적인 진통제이며 알약 또는 주사 형태로 아편제를 투여하는 것은 간단하고 비교적 저렴하다. 단점은 심각한 부작용으로 인한 위험이다. 극단적인 부작용을 제한할 수 있다면 아편제의 효용은 크게 증가할 것이다. 우리는 아편제의 가장 심각한 위험인 중독이 보상시스템의 비합리적인 활성화에 기인한다는 증거를 가지고 있다. 마약 복용으로 인한 즐거움이 부정적인 결과를 무시한 채 계속하려는 동기를 강화하는 것으로 보인다. 결과적으로, 안전한 아편제 약물 개발을 위한 한 가지 방법은 측좌핵에서 보상 신경세포의 활성화를 차단하는 것이다. 이를 위해서는 활성화에 관여하는 신경세포의 핵심 분자를 확인해야 하는데, 어렵지만 불가능한 작업은 아니다.

더 나은 접근 방식은 원하는 수준의 통증 완화를 달성하기 위해 더 많은 양의 아편제가 있어야 하는 내성Tolerance으로 알려진 현상을 표적으로 삼는 것이다. 아편제는 척수의 수용체에 결합해 내인성 엔도르핀을 모방한다. 아편 수용체는 호흡기계와 뇌에도 존재하기 때문에 용량이 증가함에 따라 부작용의 심각성도 증가하며 특히 호흡곤란의 가능성이 있다. 고용량은 또한 약물에 대한 의존성과 금단증상의 강도를 증가시킨다. 누적 효과는 약물에 대한 갈망과 중독이 발생할 가능성이다. 따라서 내성을 제거하면 진통 특성은 유지되고 많은 부작용은 제거된다. 다행히도 내성 발달에 관여하는 분자를 규명하려는 노력이 진행 중이며, 이는 분명히 통증 관리의 엄청난 발전이 될 것이다.

통증에 엄청난 완화를 제공하는 스트레스 유발 진통은 극도로 심각한 부상이 수로주변회백질PAG의 아편유사성 신경세포에 서로 나란한 침해수용성 경로를 활성화할 때 일어난다. 1차 및 2차 C형 신경세포 사이의 시냅스 말단에서 내인성 아편제가 방출되면 부상으로 인한 자각과 고통 모두를 방지할 수 있다. 이 하강시스템의 효과는 통증을 완화하는 아편제의 효력이 근거다. 그러나 감마 아미노부티르산GABA, 세로토닌 및 노르아드레날린도 이러한 하강 시스템에 의해 방출된다. 이 신경전달물질의 농도에 영향을 미치는 약물은 다른 목적을 위해 개발되었지만 바리움Valium, 프리가발린Pregabalin, 세로토인 흡수 차단제인 프로작Prozac 및 레복세틴Reboxetine과 같은 약물 중 일부는 우울증을 완화하고 불안증을 낮추어 통증을 완화한다. 전압 의존성 칼슘 채널을 차단하는 가바펜틴Gabapentin은 대상포진 및 당뇨병성 신경병증 치료에 승인되었다. 이 모든 약물은 만성통증의 중요한 보조치료제로 간주돼야 한다.

의료용 마리화나　임상적 관점에서 보면 아편제를 사용할 수 있다는 것이 다른 효과적인 진통제를 찾는 노력을 감소시켰고 진통제 개발에 집중하기가 어려웠다. 그러나 진통제로서 마리화나에 대한 관심이 증가함에 따라 이런 상황이 바뀔 수 있다. 과학자들은 이미 아난다마이드-CB1 수용체와 아난다마이드-CB2 수용체 시스템의 침해수용 차단 효과를 보여주었다. 9장에서 논의한 바와 같이 CB1 수용체는 뇌 전체에 분포돼 있고 THC의 원치 않는 심인성 반응의 대부분을 담당하기 때문에 이 시스템은 진통제 개발에 유망한 것으로 보이지 않는다. 훨씬 더 유망한 것은 CB2 수용체에 의해 나타나는 진통으로, 말초에서 발생하며 면역세포의 활성화를 억제하고 TRPV1 채널을 둔감하게 한다. 우리는 많은 유형의 만성통증이 염증 요소를 가지고 있다는 것을 알고 있으며 CB2 수용체 시스템을 표적으로 하는 약물은 이미 염증성 및 신경병증성 통증 치료에 효과적인 것으로 입증되었다. 마리화나에서 가장 유망한 통증 완화 성분은 칸나비디올Cannabidiol, CBD로, 이 화합물은 다양한 방식으로 침해 수용성 정보의 전달을 차단하며 그중 일부는 특별하다. 칸나비디올로 유도된 진통은 심각한 부작용을 동반하지 않고, 현재 CBD를 함유한 약물이 만성 신경병증성 통증 치료 목적으로 시판되고 있다. 그럼에도 CB2 수용체 시스템과 칸나비디올이 통증을 완화하는 기전을 정확히 규명하기 위해서는 훨씬 더 많은 연구가 필요하며 세부 내용들이 밝혀짐에 따라 많은 새로운 약물 표적이 확인될 것이라고 확신한다. 그때까지 의료용 마리화나는 통증 관리에 유용한 보조 수단이 될 것이다.

체성감각시스템: 새로운 표적　　우리는 만성통증에 수반되는 무해 통증 및 통가과민을 담당하는 주요 분자 구성요소에 대해 논의한 바 있다. 불행히도 TRPV1 수용체(혹은 채널) 또는 NMDA 수용체와 같은 유망한 표적에 대한 진통제를 개발하려는 시도는 심각한 부작용의 출현으로 인해 실패했다. 이러한 부작용의 대부분은 알약 혹은 정맥주사 형태로 투여된 약물이 신체 전체에 분포돼 다른 기관 내 표적의 기능을 방해함으로써 발생한다. NMDA 수용체 차단제인 메타돈Methadone은 가장 효과적인 약물이지만 체내에 오래 머물러 조

직 손상을 일으킬 수 있으므로 이 약물의 유용성은 작다(1937년쯤 독일에서 개발된 메타돈은 1947년 신경병증성 통증 치료제로, 1960년에는 아편 중독치료제로 시판 승인된 약이다. 매우 지용성이고 배설 반감기는 15~60시간으로 길지만 진통 효과는 반감기보다 짧아 통증 조절을 위해서는 보통 8시간 간격으로 투여한다. —옮긴이). 이에 대한 해결 방법은 약물을 표적 부위에 직접 투여하는 것으로 현재 연구가 활발히 진행되는 분야다. 이때 중요한 것은 선택성으로, 만성 염증성 통증에 일정 부분 역할을 하는 것으로 보이는 NaV1.7, NaV1.8, NaV1.9 나트륨 채널은 C형 침해수용성 신경세포에 주로 분포돼 있기 때문에 유망한 표적이다. 따라서 이들의 활성을 차단하면 침해수용성 통증에 매우 효과적일 것이다.[1] 문제는 이 채널을 차단하는 약물이 매우 선택적이어야 한다는 것인데 그 이유는 후보 약물이 다른 곳의 나트륨 채널을 차단할 경우 여러 신경세포에서 활동전위의 생성을 방해하기 때문이다. 따라서 특히 진통제와 관련해, 선택성은 늘 약물 개발에 주요 과제다.[2] 표적 간 다양한 형태의 차이에 초점을 맞추어 자세한 구조적 정보에 기반해 약물 설계를 개선함으로써 이와 같은 선택성 문제를 극복할 수 있다.

다른 표적 중 확실한 것은 염증 반응에 관여하는 물질들로 이들은 장기간 지속될 수 있으며 종종 일부 형태의 만성통증에 선행한다. 몇몇 진통제들은 침해수용성 신경세포 말단을 활성화하는 물질들의 합성을 방해하는 Cox 저해제들로 염증 구성요소를 차단한다. 로슈Roche가 개발한 악템라Actemra는 통증 경험을 증가시키는 불안증 유발에 관여하는 IL-6의 합성을 차단하기 때문에 유익하다.

만성통증을 다른 형태의 통증과 구별하는 것은 지속시간이다. 만성통증을 예방하기 위한 합리적인 접근법은 급성 통증이 만성으로 전이되는 것을 방지하기 위해 침해수용성 경로의 구성요소를 차단하는 것이다. 여기서는 통증 경험의 지속 시간을 연장하는 분자적 이벤트에 집중해야 한다. 분자적 이벤트에는 장기 강화LTP의 후기 단계와 장기 과흥분LTH이 있다. LTP는 2차 신경세포의 시냅스후 말단을 민감하게 해 통증 지속시간을 연장한다는 것을 기억하자. 증가된 감도(무해통증)는 병변 부위(또는 다른 곳)에서 가벼운 접촉으로 인한 소수의 활동전위로도 뇌로 이동하는 2차 신경세포에서 다수의 활동전위를 생성한다는 것을 의미한다. LTP를 선택적으로 차단하면 감도가 감소하고 정상적인 전송은 그대로 유지된다. 이전 장에서 논의한 바와 같이, LTP를 담당하는 분자적 이벤트에 대해 잘 이해하고 있으며, 이미 NMDA 수용체(혹은 채널) 및 기타 여러 관심 화합물에 대해 논의했다. 그러나 LTP는 혈액뇌장벽BBB에 의해 보호되는 척수 내의 시냅스에서 발생하기 때문에 접근이 문제다. 또한 LTP 후기 단계는 지속적인 통증에 기여할 수는 있지만 만성통증을 유발할 만큼 오래 지속되지는 않는다. 그렇다면 이미 여러 만성통증 상태와 관련된 것으로 알려진 장기 과흥분LTH으로 초점을 옮겨보자.

LTH는 표현형의 변화를 일으키는 것으로, 장기 과흥분은 잠재적으로 무기한 지속되며 LTP 후기 단계의 기간을 연장할 수 있음을 의미한다.[3] LTH의 유도는 말초 신경절에 있는 C형 침해수용성 신경세포의 세포체에서 발생하는 이벤트에 달려 있다. 여기서 큰 이점은 이러한 신경세포는 BBB에 의해 보호되지 않고 순환 중인 약물이 직접 접근할 수 있다는 것이다. 연구에 따르면 LTH 출현에 필수적인 요소는 단백질 키나제 G_{PKG}의 활성화로, 동물 모델에서 다양한 형태의 만성통증을 감소시키는 매우 강력하고 선택적인 PKG 저해제가 이미 합성되었다.[4] 주목할 만한 것은 PKG 활성 부위의 컴퓨터 모델링을 통한 이론적 설계를 바탕으로 가장 효과적인 저해제가 합성되었다는 것이다. 결과적으로, 매우 강력하고 고도로 선택적인 PKG 저해제를 얻기 위해 150개 화합물의 합성으로 충분했다. 이 방법은 많은 비용을 들여 수천 가지 후보 약제를 합성하는 일반적인 약리학적 접근 방식과 분명히 다르다. PKG 저해제는 가능성이 크지만 아직 개발 단계에 있으며 임상시험을 준비하기 전에 해결해야 할 많은 문제가 있다.

PKG는 궁극적으로 흥분성 증가에 관련된 변화를 초래하는 일련의 이벤트의 시작에 있다. 일련의 이벤트에는 여러 구성요소가 있으며 그중 하나가 적절한 표적이 되기도 한다. LTH가 얼마나 오래 지속되는지는 알려져 있지 않으며 통증이 더 이상 주변부의 신호에 의존하지 않을 때까지 유한한 시간이 있을 수 있다. 그럼에도 불구하고 LTH를 차단하는 약물을 만성통증으로 전환되기 전에 투여한다면 섬유근육통이나 신경병증성 통증 치료에 유용할 것이다.

또 다른 유망한 표적은 신경성장인자NGF다. NGF 수치는 염증과 말초신경 손상이 있는 전임상 모델에서 증가하고 NGF 농도는 간질성 방광염, 전립선염, 관절염, 만성 두통, 암 통증 및 일부 형태의 신경병증과 같은 만성통증 상태에서 증가한다.[5] 우리는 NGF가 활동전위를 개시하기 위해 말초신경 말단에서 다른 구성요소와 협력하여 어떻게 작용하는지 살펴봤다. 또한 병변 후 NGF가 세포체로 역방향으로 수송돼 나트륨 채널과 같은 중요한 단백질의 생산을 촉진하는 방법도 논의한 바 있다. NGF는 통증의 시작과 연장 모두에서 중요한 역할을 한다. 화이자는 특히 골관절염의 통증 치료를 위해 새로운 NGF 저해제인 타네주맙Tanezumab을 개발했는데,[6] 임상시험에서 타네주맙은 플라세보에 비해 통증을 성공적으로 완화했지만 심한 부작용이 문제였다.[7] 현재 NGF 저해제 개발은 계속되고 있으며 진행 상황에 대한 새로운 정보는 온라인에서 확인할 수 있다.

만성통증과 연관된 분자 변화에 대한 연구가 계속됨에 따라 의심할 여지 없이 더 많은 표적이 확인될 것이며, 만성통증 치료를 위한 중독성이 없는 진통제가 종국에 시판될 것이라는 희망은 여전히 남아있다. 그 사이에 비약리학적 접근을 사용하여 통증을 효과적으로 완화할 수 있다는 증거가 증가하고 있다.

통증 관리에서 가장 중요한 문제는 고통이 신체적 원인뿐만 아니라 심리적 원인도 있을 수 있기 때문에 아편제조차도 모든 유형의 만성통증을 효과적으로 완화하지는 못한다는 것이다. 이것은 체성감각시스템에서 단일 효소, 채널 또는 수용체를 저해하는 것이 모든 형태의 만성통증을 감소시키지 않는다는 것을 의미한다. 그러나 모든 고통은 통증 매트릭스 내의 특정 모듈에 있는 신경세포의 활동에서 발생하기 때문에 이 활동을 억제하면 통증이 나타난 후에도 모든 원인으로부터 발생한 통증을 차단할 것이다. 사별과 같은 만성통증의 형태는 어떤 외부 입력과도 무관한 활동으로 영속되기 때문에 마지막 설명을 강조하고자 한다. 신경과학자들은 이러한 활동을 담당하는 분자 구성요소를 비로소 규명하기 시작했지만, 우리는 특정 분자를 표적으로 삼을 필요가 없기 때문에 이러한 노력이 필수적인 것은 아니다. 즉, 매트릭스에서 특정 모듈의 기능을 조작해 통증 경험을 완화할 수 있어야 한다.

인지 기반 접근: 마음챙김　우리는 통증 매트릭스 내 특정 모듈의 활동을 제어함으로 통증을 개선하는 믿음, 정보 및 보상의 능력을 입증했으며 그 과정에서 주의의 중요성을 강조했다. 본질적으로 최면, 플라세보 또는 명상을 통해 일어나는 것처럼 마음을 사용해 통증에서 주의를 분산시키는 방법을 배울 수 있다. 최면의 단점은 소수만이 통증을 완화하는 데 필요한 깊은 최면 상태에 도달할 수 있다는 것이다. 플라세보는 더 많은 사람에게 통할 수 있지만 결과는 신뢰에 달려 있기 때문에 일반적으로 장기적인 환자와 의사 관계가 필요하다. 이 글을 쓰는 현시점에서, 마음챙김 기반 명상은 훈련이 필요하지만 가장 많은 환자에게 혜택을 줄 수 있고 위험이 낮으며 저렴하기 때문에 만성통증에 대한 최고의 비약리학적 치료법이다.

통증을 줄일 수 있는 마음챙김에는 두 가지 상태가 있으며 각 상태는 전통적으로 자격을 갖춘 교사의 지도가 필요하다. 가장 낮은 상태인 주의집중Focused Attention은 비교적 쉽다. 일단 숙달되면 수행자는 많은 준비 없이 이 상태에 마음대로 들어갈 수 있다. 이 상태는 마음을 진정시키고 두 가지 방식으로 고통받는 사람들에게 직접적인 혜택을 준다. 첫째, 영상 연구에 따르면 활동성 편도체가 만성 섬유근육통에 기여하는 것으로 나타났기 때문에 주의집중이 편도체의 활성화로 인한 두려움을 줄여준다. 즉, 예기치 않게 임박한 에피소드(섬유근육통)에 대해 두려움이 유발될 수 있는데, 이때 두려움을 제거하면 기분과 삶의 질이 향상된다. 둘째, 주의집중은 통증을 악화시키는 스트레스 유발 염증인자의 합성을 차단한다. 효과적인 명상법을 배우기 위해 인내심을 갖는 것은 통증을 겪는 일부 사람들에게 어려울 수 있으며 그들은 이완과 직접적인 상관관계가 있는 알파웨이브 생산을 향상시키기 위해 바이오피드백을 사용함으로 훈련에 필요한 시간을 줄일 수 있다.

다음 단계인 개방 모니터링은 수행자가 의도적으로 통증에서 주의를 돌리는 마음챙김 상태에 도달하는 것을 목표로 한다. 수천 년간의 수행은 이러한 수준의 마음챙김에 도달하면 계속되는 통증을 줄일 수 있다는 주장을 일화적으로 지지하였다. 이러한 주장은 이제 입증되었으며 숙련된 수행자가 진통과 같은 방식으로 통증 매트릭스 내 구성요소의 활동을 의도적으로 조절할 수 있다고 확실하게 말할 수 있다. 더욱이 ACC와 같은 통증 매트릭스의 주요 구성요소를 조작함으로 마음챙김은 신체적, 심리적 통증을 약화시킬 수 있다. 문제는 이 정도 수준의 능숙함에 도달하려면 시간, 인내 및 헌신이 필요하다는 것이다. 미래에는 이러한 문제를 어떻게 기술로 극복할 수 있는지 상상해볼 수 있다.

미래

전자 유도 진통

마음챙김 훈련의 본질은 뇌의 모듈 기능을 조작하는 방법을 배우는 것이다. 마음챙김이 고통을 완화하는 데 효과가 있기에 모든 모듈을 확인함으로 실제로 무엇을 달성했다고 주장할 수 있는가? 이에 대한 대답은 모듈을 확인하는 것이 명상 없이 모듈의 활동을 조작할 수 있는 기회를 제공한다는 것이다.

우리는 명상이 모듈의 기능을 변경할 수 있음을 보여주었지만 실제로 조작되고 있는 것은 신경세포의 활동이라는 사실을 간과하고 있다. 이 활동은 실제로 활동전위와 시냅스 전달의 표현이라는 것을 알고 있다. 따라서 우리는 필수적인 신경세포의 활동을 외부적으로 조절하는 방법을 고안해 마음챙김 훈련을 생략할 수 있다. 한 가지 가능성은 뇌에 이식된 전극을 통해 모듈 신경세포의 흥분성을 제어할 수 있는 심부뇌자극술Deep Brain Stimulation, DBS을 사용하는 것이며, 이는 다양한 결과로 수십 년 동안 사용돼 왔다.[8] 수로주변회백질PAG을 자극한 초기 연구에서 일부 환자는 통증이 완화되었지만 다른 환자에서는 그렇지 않았다. 일부 환자에서는 전전두엽피질PFC 자극도 효과가 있었다. 초기 연구의 이러한 실패는 이식된 전극의 위치가 정확하지 않아 적절한 신경세포를 자극하지 않은 경우로 설명될 수 있다. 시상 손상으로 신경병증성 통증을 유발하는 데제린-루시 Dejerine-Roussy 증후군을 앓는 뇌졸중 환자를 치료하기 위해 DBS를 사용한 연구는 다소 성공적이었다.[9] 이러한 환자 중 다수는 단순한 접촉과 같은 가벼운 자극으로 유발되는 심각한 무해통증을 나타낸다. 이 증후군의 특히 끔찍한 형태는 시상 신경세포가 자발적으로 활성화돼 통증이 일어날 때 나타난다. 이러한 형태의 중추성 통증은 치료가 매우 어렵지만 DBS로 시상을 자극한 환자는 1년 동안 지속된 통증을 완화하였다. DBS를 사용한 보다 최근의 연구는 여러 만성 질환, 특히 말초 신경병증의 통증 완화에 더 성공적이었다.

1963년, 스페인에서 한 남자가 작은 상자를 들고 투우장에 들어갔다. 그를 본 황소가 돌진해 가까이 오자 남자는 상자 위의 버튼을 눌렀으며 황소는 즉시 돌진을 멈추고 조용히 자리를 떴다. 이 사람은 생리학자 호세 마누엘 로드리게스 델가도José Manuel Rodríguez Delgado로, 그가 황소의 뇌에 이식한 전극을 자극해 황소의 행동을 조절할 수 있음을 보여주었다. 이 묘기는 전 세계적으로 환호를 받았지만 과학자들은 단순한 스턴트에 불과하다고 비판하였다. 예일대학교 교수였던 델가도는 20세기 중반 수십 년 동안 전기가 동물과 인간의 분노, 불안, 쾌락, 졸음, 비자발적 움직임을 유발하는 데 어떻게 사용될 수 있는지 보여주었다.[10] 델가도가 피험자 뇌의 특정 부위를 자극해 자신의 의지에 반하는 단순한 행동을 하게끔 피험자를 유도할 수 있기 때문에 사람을 대상으로 한 그의 비윤리적인 작업에 대한 반대가 있었다. 비판은 계속되었고 뇌 자극에 의한 행동 변화에 관한 그의 연구는 중단되었다. 그럼에도 그의 실험과 수행된 연구는 심부뇌자극술이 뇌의 신경세포 활동을 조절하는 데 사용될 수 있다는 분명한 '원리의 증거Proof of Principle'를 제공했다.

뇌와 외부 전자장치 사이의 인터페이스 디자인이 눈에 띄게 개선되었다. 예를 들어, 마비된 환자의 뇌 운동 영역에 이식된 전극은 환자가 특정 운동 기능을 활성화하는 것을 생각함으로써 스위치를 제어할 수 있도록 프로그래밍되었다. 와이어가 미세할수록 뇌 조직에 미치는 손상이 적기 때문에 와이어 소형화는 중요해졌다. 뇌 영상의 해상도 또한 계속 개선되고 있다. 브로드만 지도에 묘사된 많은 영역은 구체적인 기능을 가진 작은 영역으로 더 세분화되었다. 세부적으로 전극이 모듈 내에 정확하게 삽입돼 부수적인 자극은 줄이고 통증과 관련된 신경세포만을 조절할 수 있음을 의미한다. 마지막으로 전 세계적인 대규모 프로젝트는 뇌의 모든 영역 사이에 상호연결을 정의하는 데 초점을 맞추고 있다. 이 프로젝트는 통증 매트릭스의 다양한 모듈이 상호작용하고 뇌 전체의 신경세포와 상호작용하는 방식에 대한 이해를 더욱 높여줄 것이다.

빛에 의한 진통: 광유전학

빛의 파동을 사용해 뇌 신경세포 활동을 조작할 수 있는 놀라운 기술이 개발되었다. 광유전학Optogenetics으로 알려진 이 기술은 유전공학적으로 만들어진 신경세포를 사용해 옵신Opsins이라 불리는 빛에 민감한 단백질을 발현하는 것과 관련이 있다.[11] 옵신은 자연발생

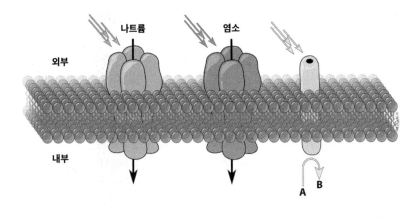

그림 13.1 신경세포 세포막에 삽입된 세 가지 유형의 옵신

왼쪽에 있는 두 개의 옵신은 특정 주파수(화살표)의 입사 레이저 빛에 응답해 열리는 빛 개폐 채널이다. 맨 오른쪽 구조가 활성화되면 신경세포 내에서 일련의 효소 반응이 활성화된다. 신경세포에 하나 이상의 옵신 유형을 삽입하면 전기적 활동과 효소 활성을 빠르게 제어할 수 있다.

의 막 횡단 단백질이며, 각각은 특정한 좁은 대역폭의 빛에 의해 활성화될 수 있다(그림 13.1). 일부 옵신은 신경세포가 정확한 주파수의 빛에 노출될 때 열리거나 닫히는 빛 개폐 이온 채널이고, 나머지는 특정 세포 내 경로를 제어하도록 설계되었다. 다양한 옵신 유형을 발현하도록 신경세포를 유전공학적으로 만들 수 있으므로, 빛의 파동을 사용해 다양한 옵신을 활성화함으로써 신경세포의 전기생리학적 특성을 선택적으로 조절할 수 있다.

예를 들어, 삽입된 나트륨 채널의 활성화는 활동전위를 일으키는 반면, 삽입된 염소 이온 채널의 활성화는 활동전위의 생성을 감소시킨다.

옵신은 옵신 유전자를 운반하는 바이러스 벡터를 사용해 신경세포에서 발현될 수 있다. 벡터는 관심 있는 뇌 영역에 주입되고 바이러스를 흡수한 신경세포는 옵신 단백질을 발현한다. 그런 다음 해당 영역에 삽입된 매우 가는(직경 200μM) 광섬유를 통해 레이저 빛 파동을 전달해 신경세포의 활동을 제어할 수 있다. 레이저는 좁은 대역폭의 빛을 전달하기 때문에 각 옵신의 활성을 개별적이며 선택적으로 제어하기 위해 적절한 주파수의 빛을 전달하는 것만으로 선택한 신경세포 그룹의 활성을 조절할 수 있다. 광유전학은 신경과학 분야에 혁명을 일으키고 있으며 기분 장애, 중독, 알츠하이머병 등의 기초적인 신경 회로를 연구하는 데 성공적으로 사용되었다. 여전히 극복해야 할 어려움이 있지만 광유전학은 덜 침습적이며 표적 신경세포의 활동에 대해 훨씬 더 미세한 공간적 및 시간적 제어를 하기 때문에 심부뇌자극술보다 우수하다. 따라서 광유전학 기술은 앞으로 통증 관리를 위해 많이 적용돼야 한다.

통증 매트릭스 내 표적

통증 조절에 가장 적합한 모듈로는 PAG와 ACC 두 후보가 있다. PAG를 자극하면 내인성 아편제와 세로토닌이 방출돼 신체에서 침해수용 정보가 전달되는 것을 차단할 수 있다. 이것은 플라세보 효과와 스트레스 유발 진통으로 설명되지만 심리적 통증에는 효과적이지 않다. 반대로 ACC는 모든 유형의 통증 경험을 조절한다는 좋은 증거가 있다. 우리는 ACC 신경세포가 자각과 고통 모두에 관여하고, 최면 및 플라세보 유도 진통 중에는 비활성화되며, 스트레스, 불안 또는 원치 않는 기대로 통증이 강화될 때 활성화된다는 것을 알고 있다. 손에 심한 화상을 입었다는 것을 알았지만 신경 쓰지 않았던 뇌엽절제술 환자를 기억하는가? 후속 연구에서 다른 어떤 치료로도 완화되지 않는 만성통증 환자에서 ACC를 외과적으로 제거함으로써 자각과 고통을 분리할 수 있음을 보여주었다. 주목할 점은 환자들은 통증은 있지만 덜 성가시다고 보고하면서 뇌엽절제술 환자의 반응을 재현했다는 것이다. 이 발견은 ACC 절제가 환자의 부상에 대한 인식을 막지 않았다는 것을 보여주기 때문에 매우 중요하다. ACC 절제술은 광범위하고 상당한 위험이 있어, 그 대안으로 옥스퍼드대학교의 한 그룹은 ACC 양측 심부뇌자극술을 이용해 다양한 상태로 고통받는 일부 환자의 통증을 효과적으로 완화한다는 것을 발견했다.[12] 의심할 여지 없이 연구가 진행됨에 따라 통증에 관한 다른 중요한 회로가 발견되겠지만, 현재까지의 발견은 ACC가 체성감각시스템을 통한 외부 세계와 심리적 통증을 담당하는 내부 세계 모두의 고통을 통제하는 중추적 모듈이라는 생각을 지지한다. 이전 장에서 논의한 특히 중요한 연구는 환자가 ACC의 활동을 의도적으로 감소해 통증을 개선하도록 훈련할 수 있다는 것이다.

이 책에서 배운 모든 것을 바탕으로 우리는 이식된 전극을 통해 ACC(또는 다른 영역)의 신경세포 활동을 제어하거나, 광섬유를 통해 전달되는 빛의 파동으로 표적 신경세포의 활동을 조절해 환자가 원격으로 통증을 줄일 수 있는 미래를 상상할 수 있다. 많은 치료방식

이 있지만 모든 가능성은 통증 매트릭스의 구성요소에 의해 통증이
조절되는 방식을 보여주는 연구에서 나타났다.

감사의 말

나의 좋은 친구이자 동료인 마이클 시비츠Michael Sivitz, MD에게 진심으로 감사드린다. 그는 원고의 초기 버전을 읽고 수많은 제안과 통찰력을 통해 이 책을 더 읽기 쉽게 만들어 주었다. 또한 인간 신경계의 복잡성을 이해하려는 노력으로 저를 부드럽게 이끌어주신 컬럼비아대학교의 선구적 신경해부학자 찰스 노박Charles Noback 교수님께도 감사드린다. 이 책은 컬럼비아대학출판의 미란다 마틴Miranda Martin과 그녀의 팀으로부터 받은 지원과 격려 없이는 불가능했다. 마지막으로, 인체 해부학과 뇌에 대한 나의 이해를 심화시킨 재능 있고 호기심 많은 학생을 가르칠 기회를 얻은 것에 대해 고마운 마음을 표현하고자 한다.

주석

1장 신경계 특성을 보여주는 통증

1. 과학에서 의식을 이해하려고 하는 것만큼 짜증 나는 문제는 없다. 이것이 가능한지에 대한 논쟁은 M. Bennett, D. Dennett, P. Hacker, J. Searle, Neuroscience and Philosophy: Brain, Mind, and Language(뉴욕: 컬럼비아대학출판, 2007)를 보라. 의식이라는 관념에 대한 찬반의 논거가 제시되고, 그것을 설명할 수 있는 영어 단어가 충분한지에 대한 논의가 있다. 실용적인 수준에서 노벨상 수상자 프란시스 크릭(Francis Crick)과 그의 동료인 크리스토프 코치(Christof Koch)는 의식의 신경 기반을 정의하려고 시도했다. 그들의 노력은 논문 C. Koch, 'What Is Consciousness?' 〈Nature〉 557 (2018): S9-S12. 에서 간략하게 살펴볼 수 있다.

2. H. Watanabe, T. Fujisawa, and T. W. Holstein, "Cnidarians and the Evolutionary Origin of the Nervous System," Development, Growth, and Differentiation 51, no. 3 (2009): 167-183.

3. C. Dupre and R. Yuste, "Non-overlapping Neural Networks in Hydra vulgaris," Current Biology 27 (2017): 1085-1097.

2장 인간 신경계 조직: 신경에서 신경세포로

1. 고대 그리스 철학자들의 아이디어가 널리 받아들여지지는 않았지만 뇌의 일반

적인 기능을 인지하고 있었다는 사실은 흥미롭다. 크로톤의 알크미온(Alcmaeon)
은 생리학과 심리학에 관해 기원전 500년에서 450년 사이에 여러 책을 저술했으며
뇌를 이해하는 부위로 확인하고 이해와 인식을 구별한 최초의 사람으로 여겨진다.
알크미온과 그의 많은 업적에 대한 훌륭한 논문은 2018년 12월 27일에 업데이트
된 스탠퍼드 철학 사전(Stanford Encyclopedia of Philosophy)에서 찾을 수 있다. 헤
로필로스(기원전 335~280)는 뇌를 해부하고 뇌와 척수에서 나오는 신경 경로를 설
명하였다. 해부학의 아버지로 여겨지는 그는 뇌가 감각의 중추기관이라는 결론을
내렸다. 그는 해부학에 관한 많은 논문을 썼지만 안타깝게도 알렉산드리아 도서관
이 파괴되었을 때 소실됐다.

2. 신경계의 조성과 구조에 관해 더 많은 정보를 원한다면 수많은 훌륭한 인체
해부학 교과서 중 하나를 참고하면 된다. 키스 무어(Keith .L. Moore)와 아서 댈
리(Arthur F. Dalley)가 2017년에 저술한 책《Clinically Oriented Anatomy》
(Baltimore, MD: Lippincott Williams and Wilkins)은 신경계에 대한 많은 정보를
담고 있다. 또한 온라인에서 사용할 수 있는 우수한 도표와 삽화도 많다.

3. 우리는 12개의 뇌신경이 있다는 관습을 따르고 있지만, 이는 척수 액세서리인
11번 뇌신경은 척수의 목 부위에 세포체가 있는 운동신경세포를 통해 목에 있는 두
개의 근육과 연결돼 있어 척수신경으로 기능하기 때문에 12개 뇌신경이 있다는 표
현은 정확하지 않다.

4. 각 척수신경은 피부분절에 1차 신경지배를 제공하지만 위와 아래에 있는 척수
신경의 작은 가지들로 인해 약간의 중첩이 있다.

5. 이 관계를 이해한 주요 인물은 르네 데카르트(René Descartes)였다. 그는
1664년 사람에 관한 논문에서 신경이 외부 사건과 뇌 사이의 직접적인 연결을 제
공한다고 가정했다. 이 아이디어는 통증이 신경계 내 활동의 표현이라는 것을 보여
주었기 때문에 혁명적이었다. 오늘날에는 통증 완화에 초점을 맞추어 신경을 따라
통증 신호가 전달되는 것을 방지할 수 있다.

6. 궁극적으로 결과를 이끌어낼 신호를 의미하기 위해 '정보(Information)'라는 용
어를 사용한다. 대부분의 경우 신호는 전기적 활동전위다.

7. 산티아고 라몬 이 카할(Santiago Ramon y Cajal)은 1906년 노벨생리의학상
을 수상했다. 그의 많은 업적에 대한 정보는 온라인에서 그의 이름으로 검색할 수
있다.

8. 저널의 논문들은 정보의 깊이와 양 때문에 읽기가 어려울 수 있지만 다음의

두 훌륭한 논문 A. E. Dubin and A. Patapoutian, 'Nociceptors: The Sensors of the Pain Pathway', 〈Journal of Clinical Investigation〉 120 (2010): 3760-3772, P. J. Albrecht and F. L. Rice, 'Role of Small-Fiber Afferents in Pain Mechanisms with Implications on Diagnosis and Treatment', 〈Current Pain and Headache Reports〉 14 (2010): 179-188.은 침해수용성 신경세포의 역할을 이해하는 데 도움이 될 것이다.

3장 통증: 인식과 귀속

1. K. Hwang et al., "The Human Thalamus Is an Integrative Hub for Functional Brain Networks," Journal of Neuroscience 37 (2017): 5594-5607.

2. 우리는 실제로 복잡한 회로를 표현하기 위한 편리한 구성으로 3차 신경세포를 사용하고 있다. 이 시점에서는 인식(Perception)을 감각(Sensation)에 대한 자각(Awareness)으로 간주할 것이다. 감각은 촉각, 소리, 통증 등이지만 이것이 정확하지 않음을 인정한다. 인식은 실제로 자각이지만 반드시 감각을 경험하는 것과 관련되는 것은 아니다. 자각과 경험 사이의 이러한 구분은 통증을 이해하는 데 특히 중요하다.

3. 이러한 획기적인 연구에 대해 자세히 알아보려면 펜필드와 라스무센이 쓴 책 《The Cerebral Cortex of Man》(New York: Macmillan, 1950)을 보라.

4. 흥미롭게도 중심후이랑의 자극은 통증을 유발하지 않으며 그 역할이 병변의 위치를 식별하는 것임을 확인한다. 주석 2에서 언급한 펜필드와 라스무센의 또 다른 놀라운 발견은 환자의 중심전이랑을 자극하면 반대쪽 팔다리와 얼굴이 움직인다는 것이다. 이러한 반응이 이랑을 따라 그려졌을 때 손과 얼굴이 신체의 나머지 부분에 비해 과장된 운동 호문쿨루스가 탄생했다. 이것은 뇌졸중 환자가 뇌졸중 반대편이 마비되는 이유를 설명하였다. 또한 뇌가 호문쿨루스 영역에서 (상부) 운동신경세포를 선택적으로 활성화하기 때문에 우리가 의도적으로 팔다리나 손가락을 움직이거나 얼굴 표정을 만들 수 있음을 나타낸다. 이 신경세포의 축삭은 하강해 궁극적으로 뇌간 또는 척수의 전각에 있는 (하부) 운동신경세포의 활성화를 일으킨다. 이 신경세포의 활동전위는 말초신경을 통해 진행돼 선택된 활동을 달성하기 위해

근육의 수축을 이끌어낸다.

5. 즉각적인 반응은 1차 A-델타 신경세포를 통해 발생하며 이는 급성 통증과 초기 움츠림 반사를 초래한다. 운동신경세포로 가는 경로가 뇌로 가는 경로보다 짧기 때문에 실제로 통증이 감지되기 전에 움츠림이 발생하고, 추가적인 손상으로부터 손가락을 보호하는 것이 우선돼야 하므로 이 순서는 잘 작동한다. 급성 통증은 C형 침해수용성 신경세포의 말초 및 중추 프로세스를 통해 매개되는 통증으로 즉시 대체된다. 이 신경세포는 통증을 연장하고 부상 위위에 추가 자극에 대한 반응으로 움츠림을 유지하는 데 관여한다. A-델타 신경섬유가 C형 침해수용성 신경세포의 활성화에 의해서만 극복되는 통증에 대한 입력을 차단한다는 아이디어는 다소 복잡하다. 이 개념은 멜작(R. Melzack)과 월(P. Wall)이 쓴 논문 'Pain Mechanisms: A New Theory', 〈Science〉150(1965): 971-97에서 처음으로 통증의 관문 조절 이론으로 제안했다. 이 이론은 통증 자극이 뇌로 전달되는 것을 조절하는 많은 요소가 있다는 여러 근거로 인해 수정됐다.

4장 통증의 분자신경생물학

1. 감각신경세포의 세포체에는 차이가 있지만 그 기능은 말단에서 일어나는 일에 의해 결정된다. 따라서 깊은 터치, 가벼운 터치, 스트레치, 위치 감각 등에 반응하는 신경세포는 각각 말단을 감싸고 특정 자극이 활동전위를 유발하는 이벤트로 변환하는 복잡한 구조와 연관된다. 환경을 '감지'하는 능력은 각 수용체가 반응하는 상대적으로 좁은 범위에 의해 좌우된다. 예를 들어, 가려움증과 관련된 침해수용성 신경세포의 말단은 주변 환경에 직접 노출돼 있으므로 주변 조직의 세포를 손상시키는 병변에 반응할 수 있는 고유한 위치에 있다.

2. 이온은 위첨자로 표기되는 양성(+) 혹은 음성(-) 전하를 띠는 원소 혹은 원소 그룹이다. 칼슘과 같은 몇몇 이온은 두 개의 양성 전하를 가지고 있다 (++). 이온은 전자의 비대칭 공유로 인해 분자의 한쪽이 더 양성 혹은 음성을 띠는 극성과는 다른 개념이다.

3. 활성 키나제는 세포의 특성을 근본적으로 변경할 수 있는 반응을 촉매하기 때문에 키나제(및 기타 많은 효소)의 활성화는 엄격하게 제어된다. 결과적으로 키나

제의 활성 부위, 즉 반응을 촉매하는 아미노산 서열은 단백질 3차 구조 내에서 접혀 있기 때문에 접근할 수 없다. 키나제의 표면에 노출된 것은 작고 특정 리간드에 대한 결합부위다. 리간드가 해당 부위에 결합하면 형태 변화가 일어나 접혀있던 단백질이 펼쳐져 활성부위가 노출되고 촉매 활성이 시작된다.

4. 활동전위에 대한 이러한 설명은 전기신호가 병변 부위에서 뇌로 정보를 전달하는 방법을 이해하기에 충분하다. 활동전위의 기초가 되는 분자 프로세스와 활동전위가 어떻게 측정되는지에 대한 자세한 설명은 생리학 교과서를 참고하면 된다. 활동전위가 생성되는 방법을 보여주는 온라인 비디오도 있다.

5. 나트륨 채널은 신경계에서 정보 신호전달에 매우 중요하다. 나트륨 채널의 활성화 및 기능은 T. Scheuer, 'Regulation of Sodium Channel Activity by Phosphorylation', 〈Seminars in Cell and Developmental Biology〉 22, no. 2(2011): 160-165.를 보라.

6. 활동전위가 축삭을 따라 전파되는 속도는 축삭이 수초(髓鞘)화되는 정도에 따라 결정된다. 신경교세포에 의해 합성되는 미엘린(myelin)은 축삭을 둘러싸고 보호하는 지질과 단백질의 복합체로 미엘린의 양이 많을수록 전파속도는 빨라진다. 운동축삭은 수초화가 많이 돼있는 반면, 침해수용성 신경세포의 축삭은 적게 수초화돼 있다. 수초는 질병상태에서 중요하다. K. Susuki, 'Myelin: A Specialized Membrane for Cell Communication', 〈Nature Education〉 3(2010): 59.와 같은 훌륭한 리뷰 논문을 참고하길 권장한다.

7. 일부 신경세포는 활동전위가 중단 없이 여러 추종 세포를 직접 활성화하는 전기적 시냅스를 통해 통신한다. 전기적 시냅스는 조절되지 않으며 단일 신경세포가 많은 수의 추종 세포를 활성화해 전체적인 효과를 발생시킨다. 이것은 분비샘에서 호르몬이나 다른 물질의 방출에 유용하다. 반면 화학적 시냅스는 훨씬 더 집중되고 개별적인 통신 수단을 제공하며 엄격하게 제어된다.

8. 나트륨 채널의 복잡한 역할에 대한 중요한 관점을 알아보기 위해 S. R. Levinson, S. J. Luo, and M. A. Henry, 'The Role of Sodium Channels in Chronic Pain', 〈Muscle & Nerve〉 46 (2012): 155-165.를 보라.

9. 테트로도톡신(Tetrodotoxin)은 복어의 간에서 발견되는 강력한 신경독이다.

5장 적응

1. 중추신경계 신경세포는 매우 재한적인 재생 능력이 있지만 재구성될 수 있다. 예를 들어, 손가락이 절단되었을 때 호문쿨루스에서 절단된 손가락으로의 연결은 수용이 가능한 주변 손가락으로 어떻게든 재구성된다. 마찬가지로 시력 상실은 일반적으로 청력 증가로 이어진다.

2. 작은 펩타이드는 세포 내에서 합성되지 않지만 아미노산 배열(Sequence)은 보다 큰 단백질 분자 내에 포함돼 있다. 이 펩타이드가 필요할 경우 특정 효소는 전구 단백질로부터 펩타이드 아미노산 배열을 잘라낸다. 어떤 경우에는 여러 펩타이드 아미노산 배열이 단일 단백질에 존재한다.

3. 통증 신호전달에 브래디키닌의 역할에 대한 자세한 연구는 K. J. Paterson et al., 'Characterisation and Mechanisms of Bradykinin-evoked Pain in Man Using Iontophoresis', 〈Pain〉 154 (2013): 782-792.를 보라.

4. NGF는 1956년 노벨상 수상자인 리타 레비-몬탈치니와 스탠리 코핸이 최초로 분리한 아미노산 배열이 종족 간에 고도로 보존된 펩타이드다. NGF 발견과 관련해 뒷이야기가 궁금하면 R. Levi-Montalcini and P. U. Angeletti, 'Nerve Growth Factor', 〈Physiological Reviews〉 48 (1968): 439-565.를 보라. NGF는 발달 시기에 감각 및 교감신경의 성장에 필수적이며 성인에서 추가적인 기능을 가지고 있다. NGF는 침해수용성 신경세포 말단에 있는 수용체인 트로포미오신 수용체 키나제(Tropomyosin receptor kinase, TrkA)에 결합해 염증에 대한 반응으로 통증 개시에 기여한다. 또한 NGF는 세포체에서 단백질 합성에 변화를 일으켜 지속적인 통증에 매우 중요한 역할을 가지고 있다.

5. T. Rosenbaum and S. A. Simon, "TRPV1 Receptors and Signal Transduction," in TRP Ion Channel Function in Sensory Transduction and Cellular Signaling Cascades, ed. W. B. Liedtke and S. Heller (Boca Raton, FL: CRC Press/Taylor and Francis, 2007). D. Julius, "TRP Channels and Pain," Annual Review of Cell and Developmental Biology 29 (2013): 355-384.

6. 매운 고추를 먹으면 초기의 강렬한 통증에 대한 반응으로 기분이 좋아진다. 특정 유형의 고추에 익숙해질수록 이러한 반응은 줄어들기 때문에 이러한 느낌을 즐기는 사람들은 항상 더 매운 고추를 찾는다.

7. NMDA 채널의 조절은 여러 면에서 독특하고 통증의 여러 측면에서 중요한 역

할을 한다. 이에 관한 리뷰로 M. L. Blanke and A. M. J. VanDongen, chapter 13 in 'Activation Mechanisms of the NMDA Receptor'. NCBI Bookshelf. A service of the National Library of Medicine, National Institutes of Health. 를 보라.

8. 번역후 및 표현형 변화에 관여하는 많은 키나제와 다른 요소들은 클리포드 울프(Clifford Woolf)와 동료 연구자들에 의해 확인되었다. 이러한 이벤트에 대한 자세한 설명을 원한다면 A. Latremoliere and C. J. Woolf, 'Central Sensitization: A Generator of Pain Hypersensitivity by Central Neural Plasticity', 〈Journal of Pain〉 10 (2009): 895-926. 을 보라.

6장 지속적 통증의 분자 신호

1. 통증 연구를 위해 군소의 감각신경세포를 사용하는 근거에 관해 R. T. Ambron and E. T. Walters, 'Priming Events and Retrograde Injury Signals', 〈Molecular Neurobiology〉 13 (1996): 61-96. 을 보라.

2. 2. Y-J Sung, E. T. Walters, and R. T. Ambron, "A Neuronal Isoform of Protein Kinase G Couples Mitogen-Activated Protein Kinase Nuclear Import to Axotomy-Induced Long-Term Hyperexcitability in Aplysia Sensory Neurons," Journal of Neuroscience 24 (2004): 7583-7595.

3. Y-J Sung, D. T. W. Chiu, and R. T. Ambron, "Activation and Retrograde Transport of PKG in Rat Nociceptive Neurons After Nerve Injury and Inflammation," Journal of Neuroscience 141 (2006): 697-709. See also C. Luo et al., "Presynaptically Localized Cyclic GMP-dependent Protein Kinase 1 Is a Key Determinant of Spinal Synaptic Potentiation and Pain Hypersensitivity," PLoS Biology 10 (2012): e1001283.

4. C. Aloe et al., "Nerve Growth Factor: From the Early Discoveries to Its Potential Clinical Use," Journal of Translational Medicine 10 (2012): 239-254.

7장 통증의 근원

1. 거울 실험에 대한 자세한 설명이 쓰인 훌륭한 책 V. S. Ramachandran and S. Blakeslee, 《Phantoms in the Brain: Probing the Mysteries of the Human Mind》 (New York: Harper-Collins, 1998). 을 보라.

2. 자세한 설명을 위해 리뷰 논문 J. Zhang and J. An, 'Cytokines: Inflammation and Pain', 〈International Journal of Clinical Anesthesiology〉45 (2007): 27-37. 을 보라.

3. 사이토카인 및 다른 물질이 축삭을 따라 어떻게 통증을 유발하는지에 대해서는 알려져 있지 않다. 특히, 수용체가 어떻게 축삭의 막으로 들어가는지는 분명하지 않다. 그것들은 세포체의 축삭 막에 삽입된 다음 막의 평면을 따라 천천히 이동할 수 있다. 또는 수용체를 포함하는 소낭이 축삭 내에서 말단으로 빠르게 수송되고 있음을 우리는 안다. 소낭 중 일부는 염증 부위의 축삭 막과 융합하도록 전용될 수 있다. 어떤 메커니즘이 정확한지 결정하는 것은 이러한 유형의 염증성 통증을 치료하는 데 영향을 미친다.

4. Q. Xu and T. L. Yaksh, "A Brief Comparison of the Pathophysiology of Inflammatory Versus Neuropathic Pain," Current Opinion in Anesthesiology 24 (2011): 400-407.

5. 호문쿨루스의 초기 추론은 신체 구조의 통증은 직접 감지할 수 있지만 내장 구조의 통증은 감지할 수 없다는 것이었다. 이 관점은 체성 및 내장 근원 모두에서 유래하고 통증이 감지될 수 있는 구조로 구성된 구강 뒤쪽의 작은 부위로 인해 수정되었다.

6. 구심성 내장신경세포와 자율신경계의 운동신경세포 사이의 상호작용은 신체의 최적 휴식 상태인 항상성을 유지하는 것으로 생각되었으나 이것은 지나치게 단순화한 것이다. 이러한 상호작용은 항상성의 단일 상태를 유지하기 위한 것이 아닌 매 순간 존재하는 조건을 수용하기 위해 내장의 기능을 지속적으로 조정하는 방식으로 발달하였다. 더 역동적인 시각은 심박수, 혈압 등의 지속적 조정을 요구하는 우리 삶의 변화무쌍한 사건을 접하는 데 적합하다.

7. 척수의 다른 신경 그룹이 내장에서 침해수용성 정보를 처리하는 데 관여한다는 근거가 있기 때문에 이러한 설명은 합리적이지만 너무 간단하다. 이를 위해 다음 논문 V. Krolov et al., 'Functional Characterization of Lamina X Neurons in Ex

Vivo Spinal Cord Preparation', 〈Frontiers in Cellular Neuroscience〉 11 (2017): 342-352. 을 보라.

8. 모든 척수신경이 내장신경 가지를 가지고 있지 않다. 내장신경 가지는 1번 가슴신경에서 대략 3번 허리신경 부위에서만 척수로 들어간다.

8장 통증의 외부 조절: 하행시스템

1. 자세한 설명을 알고 싶다면 J. Goldberg, 《Anatomy of a Scientific Discovery: The Race to Find the Body's Own Morphine》(New York: Skyhorse, 2013)을 보라.

2. 세포와 조직은 손상된 단백질과 다른 세포 구성원을 분해하는 수많은 효소를 가지고 있다. 이들 효소는 주로 세포막으로 둘러싸여 있지만 세포를 잘게 분쇄하는 과정에서 방출된다. 이 과정에서 엔도르핀이 분해가 안 되고 무사했다는 것은 행운이었다.

3. 오피오이드(Opioid)라는 단어는 뇌에 있는 화합물에 국한해 사용된다. 오피에이트(Oipiate)는 엔케팔린과 같은 내인성 화합물의 기능을 모방하는 모르핀과 같은 외부 물질을 일컫는다. 오피오이드를 함유하는 신경은 아편유사제 (Opioidergic) 신경이라 부른다. 날록손은 매우 높은 친화력으로 수용체에 결합해 기존에 수용체와 결합돼 있던 아편유사제나 아편제를 수용체로부터 분리시킨다. 이런 반응을 이용해 임상에서 날록손 비강분무제가 아편제 과량 복용 후 나타나는 호흡 장애를 빠르게 개선할 수 있다.

4. M. Brownstein, "Review: A Brief History of Opiates, Opioid Peptides, and Opioid Receptors," Proceedings of the National Academy of Sciences of the United States of America 90 (1993): 5391-5393.

5. PAG는 뇌 깊숙이 위치한 뇌실이라고 하는 일련의 저장소와의 관계에서 이름을 따왔다. 4개의 뇌실이 있으며 세 번째와 네 번째 뇌실은 수로(aqueduct)로 알려진 좁은 튜브로 연결돼 있다. 이 수로에 인접한 신경세포를 논리적으로 수로주변 (peri는 주변, aqueductal은 수로)이라고 부른다.

6. G. W. Pasternak and Y. X. Pan, "Mu Opioids and Their Receptors: Evolution of a Concept," Pharmacology Review 65 (2013): 1257-1317.

7. 이 주제에 대한 좋은 리뷰 논문으로 E. Roberts, 'Basic Neurophysiology of GABA', 〈Scholarpedia〉 2 (2007): 3356.을 보라.

8. GABA 수용체에 대한 포괄적인 분석에 대해 E. Sigel and M. E. Steinmann, 'Structure, Function, and Modulation of GABAA Receptors', 〈International Journal of Biological Chemistry〉 287 (2012): 40224-40231.을 보라.

9. Lyrica는 GABA 합성 효소의 활성을 증가시켜 GABA 수치를 높이는 칼슘 채널 길항제다. 활성을 촉진하는 약물은 활성을 차단하는 길항제(Antagonists)와 달리 효능제(Agonists)라 불린다. 그 이름에도 불구하고 가바펜틴(Gabapentin)은 GABA 수준을 조절하지 않는다. 오히려 칼슘 채널의 소단위를 차단하고 때때로 통증에 대한 보조 치료제로 처방된다.

10. H. Obata, "Analgesic Mechanisms of Antidepressants for Neuropathic Pain," International Journal of Molecular Sciences 18 (2018): 2483-2495.

9장 통증 완화: 약리학적 접근

1. 로더넘(Laudanum, 중량 기준으로 약 10%의 분말 아편을 함유하는 아편 팅크로 양귀비 추출물을 알코올에 용해해 제조한다. —옮긴이)이라고 불리는 아편 제제는 테오프라스투스 필리푸스 아우레올루스 봄바스투스 폰 호엔하임(Theophrastus Phillippus Aureolus Bombastus von Hohenheim)(일명 파라켈수스 Paracelsus, 1493-1541)에 의해 고안되었다. 로더넘은 기능을 저하시키지 않으면서 통증을 완화시킨다는 점에서 찬사를 받았으며, 빅토리아 시대의 많은 작가와 예술가들이 사용했다. 예를 들어, 새뮤얼 테일러 콜리지(Samuel Taylor Coleridge)의 가장 유명한 시 〈쿠블라 칸(Kubla Khan)〉은 강렬한 로더넘이 유발한 꿈을 꾼 후 쓰였으며 시인 엘리자베스 배럿 브라우닝(Elizabeth Barrett Browning)은 로더넘에 영감을 의존했다. 그러나 아편이 중독을 포함한 해로운 부작용을 나타낼 수 있다는 사실을 간과하지 않았다. 문제는 로더넘 제조 방법이 시간이 지남에 따라 진화되고 일부는 다양한 양의 알코올을 포함함에 따라 악화되었다. 후자는 로더넘을 오락용으로 사람들의 마음이 끌리도록 만들었고 20세기까지 대중적인 치료법으로 남아있었다.

2. 모든 유도체가 유익한 것은 아니었다. 1874년 찰스 알더 라이트(Charles Adler

Wright)는 우리가 헤로인으로 알고 있는 디아세틸-모르핀(Diacethyl-Morphine)을 합성했다. 헤로인은 진통제보다 기침억제제로 더 효과적이었고 널리 보급되었다. 헤로인은 또한 모르핀보다 훨씬 더 중독성이 있었다. 수 세기 동안 통증을 완화하기 위해 사용되었던 약물은 이제 '흥분'하기 위해 오락용으로 사용되거나 통증 완화에 과도하게 처방되었다.

3. 암컷 식물의 꽃에서 분비되는 수지(Resin)는 마리화나보다 더 강력한 향정신성 물질인 해시시로 알려져 있다.

4. E. J. Rahn and A. G. Hohmann, 'Cannabinoids as Pharmacotherapies for Neuropathic Pain: From the Bench to the Bedside', 〈Journal of the American Society for Experimental Neurotherapeutics〉 6 (2009): 713-737.을 보라.

5. 아난다마이드(Anandamide)라는 이름은 '환희, 행복, 기쁨'을 의미하는 산스크리트어 아난다(Ananda)에서 가져왔으며, 이는 뇌의 여러 중추에 미치는 영향을 감안할 때 적절하다.

6. Rahn and Hohmann, 'Cannabinoids as Pharmacotherapies for NeuropathicPain', 713-737. 칸나비노이드 시스템에 대한 연구는 빠르게 진행되고 있으며 많은 새로운 결과가 나올 것이다. 훌륭한 리뷰 논문으로 S. Vuckovic et al., 'Cannabinoids and Pain: New Insights from Old Molecules', 〈Frontiers in Pharmacology〉 9 (2018): 1259.를 보라.

7. CB2 수용체 시스템에 관한 자세한 토론을 알고 싶으면 C. Turcotte et al., 'The CB2 Receptor and Its Role as a Regulator of Inflammation', 〈Cellular and Molecular Life Sciences〉 73 (2016): 4449-4470.을 보라.

8. 칸나비디올에 대한 업데이트는 온라인으로 국립생명공학정보센터(National Center for Biotechnology Information)에서 얻을 수 있다.

9. 혈액뇌장벽에 대한 멋진 설명은 논문 M. Blanchette and R. Daneman, 'Formation and Maintenance of the BBB', 〈Mechanisms of Development〉 138 (2015): 8-16.을 보라.

10. D. Jamero et al., "The Emerging Role of NMDA Antagonists in Pain Management," U.S. Pharmacist 36 (2011): HS4-HS8.

11. 약물 개발의 ADME 속성이라고 한다(Absorption, Distribution, Metabolism, Excretion, 즉, 흡수, 분포, 대사, 배설의 4가지 중요한 약동력학 단계를 표현하는 약어다. ―옮긴이). 많은 온라인 참고문헌으로부터 각각에 대한 자세한 설명을 볼

수 있다.

12. 주어진 약물이 시판되기 전에 요구되는 시험 유형에는 상당한 차이가 있다. 진통제는 때때로 빠른 경로로 짧은 시간에 시판이 승인될 수 있는 암 치료제보다 더 큰 장애에 직면한다. 빠른 경로를 통해 개발되는 약물은 엄격하게 테스트되지 않으므로 생산 비용이 훨씬 저렴하다. 따라서 제약회사는 진통제보다 암 치료제를 개발하는 것이 더 유리하다(암이나 에이즈 혹은 코로나19와 같이 치명적이거나 다른 치료 옵션이 없는 경우 FDA는 환자에게 치료제를 빨리 공급하고자 이례적으로 신약의 시판을 조속히 승인하는 fast tract 제도를 활용하기도 한다. —옮긴이). 모든 요구 사항에 대한 세부 정보는 FDA 온라인 간행물에서 찾을 수 있다.

10장 신경매트릭스

1. 이 매혹적인 현상을 설명하는 초기 문헌 중 하나인 J. I. Rubbins and E. D. Friedman, 'Asymbolia for Pain', 〈Archives of Neurology and Psychiatry〉 60 (1948): 554-573.을 보라.

2. 멜작과 케이시는 통증의 정서적 결정 요인이 뇌의 기능에서 나오는 속성이며 통증의 감각적 및 차별적 차원을 담당하는 것과는 분명히 다르다고 제안한 최초의 사람들로 이와 관련된 논문인 R. Melzack and K. L. Casey, 'Sensory, Motivational, and Central Control Determinants of Pain', in 〈The Skin Senses〉, ed. D. Kenshalo(Springfield: Thomas, 1968), 423-439.를 보라.

3. Melzack and Casey, 'Sensory, Motivational, and Central Control Determinants of Pain', 423-439.를 보라.

4. 정서(Affect)는 얼굴 표정, 목소리 톤 등을 통해 타인에게 감정을 표현하는 일반적 용어다. 이 경우 정서는 외부 세상을 위한 것이 아니라 통증의 표현에 기분, 불안, 두려움 등을 부과하는 것이다.

5. Melzack, R. "Phantom Limbs and the Concept of a Neuromatrix," Trends in Neurocience 13 (1990): 88-92.

6. D. L. Morton, J. S. Sandhu, and A. K. P. Jones, "Brain Imaging of Pain: State of the Art," Journal of Pain Research 9 (2016): 613-624.

7. 시상에서 나오는 두 가지 경로가 있다는 증거가 있다. 하나는 병변의 위치를 위한 감각피질로의 경로와 다른 하나는 정서적 영역으로 나가는 경로다. B. Kulkarni, 'Attention to Pain Localization and Unpleasantness Discriminates the Functions of the Medial and Lateral Pain Systems', 〈European Journal of Neuroscience〉 21 (2005): 3133-3142.를 보라.

8. 편도체의 병변은 행동의 변화를 특징으로 하는 하인리히 클뤼버(Heinrich Klüver, 홀슈타인에서 태어난 독일계 미국인 심리학자—옮긴이)와 폴 부시(Paul Bucy, 미국 신경외과의사이자 신경병리학자—옮긴이)의 이름을 따서 명명된 클뤼버 부시(Klüver-Bucy) 증후군을 일으킨다. 한 가지 흥미로운 발견은 특정 냄새가 외상적 사건과 연관되었을 때 두려움이 유발되었기 때문에 후각시스템과 편도체 사이에 연결이 있어야 한다는 것이다.

9. 중추신경계의 핵(Nucleus)은 축삭이 뇌의 다른 영역으로 연결되고 수상돌기가 다른 영역에서 정보를 받는 신경 세포체 그룹이다. 이러한 신경세포는 일반적으로 단일 기능을 가지고 있고 말초신경계의 신경절은 중추신경계의 핵 역할을 한다.

10. 다른 관점으로 E. Brodin, M. Ernberg and L. Olgart, 'Neurobiology: General Considerations—From Acute to Chronic Pain', 〈Den Norske Tannlegeforenings Tidende〉 126: 28-33.을 보라.

11. D. Biro, "Is There Such a Thing as Psychological Pain? and Why It Matters," Culture, Medicine, and Psychiatry 34 (2010): 658-667.

12. 우리는 모든 고통이 시상 신경세포의 활성화를 필요로 한다고 추측할 수 있다. 이것은 시상 신경세포의 하위 그룹이 통증의 정서적 조절에 직접적으로 관여한다는 이론과 일치한다.

11장 뇌와 통증

1. 자살 시도로 인한 부상과 비자살성 자해(NSSI)를 구별하는 것은 어려울 수 있다. NSSI 기준에는 자살 의도 없이 1년 동안 5일 이상의 자해가 포함된다. 동기는 실패감, 거부감, 자기혐오로 인한 강렬한 부정적인 감정에서 일시적으로 벗어나려는 노력이어야 한다.

2. 자해는 힌두교에서 금욕주의로 행해지고 있으며 가톨릭과 이슬람교에서는 육체의 고행이라고 불리며 죄나 악행에 대한 속죄의 한 형태로 사용된다.

3. 영상 기술은 브로드만이 묘사한 영역보다 작은 부위를 인식하기에 충분한 해상도를 가지고 있다.

4. L. Q. Uddin et al., "Structure and Function of the Human Insula," Journal of Clinical Neurophysiology 34 (2017): 300-306.

5. 섬피질 기능에 대해 알려지지 않은 것이 많이 있다. 흥미로운 점은 IC 신경세포도 고통에 처한 다른 사람을 관찰함으로써 활성화된다는 것인데, 이는 공감의 표현이다.

6. 메타 분석은 다른 사람들이 발표한 여러 연구에서 수집한 데이터의 통계적 평가다. 여러 출처에서 데이터를 수집함으로써 피험자 수가 증가하고 결과의 타당도가 높아진다. 이를 염두에 두고 P. Yuana and N. Raz, 'Prefrontal Cortex and Executive Functions in Healthy Adults: A Meta-Analysis of Structural Neuroimaging Studies', 〈Neuroscience & Biobehavioral Reviews〉 42 (2014): 180-192. 를 보라.

7. S. Kamping, "Contextual Modulation of Pain in Masochists: Involvement of the Parietal Operculum and Insula," Journal of Pain 157 (2016): 445-455.

8. 마조히스트 집단은 시각 정보 처리와 관련된 뇌 영역의 활동도 증가했기 때문에 상황은 더 복잡하다. 통증 감소는 사진을 봤는지 여부에 달려있기 때문에 예상된 일이다. 기억과 관련된 영역도 활성화되었다.

9. 이미 통증에 실질적인 영향을 미치지 않는 치료로 통증을 완화할 수 있다는 사실에 대해 논의하였다. 이는 진통 효과가 있는 것으로 보이는 약물 및 기타 치료법을 확인하려는 노력을 복잡하게 만든다. 신중하게 통제된 연구와 결과에 대한 통계적 분석만이 가짜와 진짜를 구별할 수 있다.

10. 플라세보 효과에 대한 많은 논문이 있다. 훌륭한 리뷰인 T. D. Wager and L. Y. Atlas, 'The Neuroscience of Placebo Effects: Connecting Context, Learning and Health', 〈Nature Reviews Neuroscience〉 16 (2015): 403-418. 을 보라.

11. Wager and Atlas, "The Neuroscience of Placebo Effects," 403-418.

12. '최면(Hypnosis)'과 '최면술(Hypnotism)'이라는 단어는 둘 다 1820년 에티엔 펠릭스 테냉 드 쿠빌레(Étienne Félix d'Henin de Cuvillers)가 만든 '뉴로히프노티즘(neurohypnotism)'이라는 용어에서 파생되었다. 스코틀랜드 외과의사 제임스 브

레이드(James Braid)는 생물학적, 물리적으로 유익하다고 본 최면술을 자신의 환자 치료에 사용하였고 홍보하는 등 대중화에 기여했다. 최면술과 동양의 명상 및 요가 수행 사이의 연관성에 대한 그의 인식은 선경지명이 있었으며, 통증 완화에서 명상 의 중요성을 다루는 장에서 이에 대해 자세히 논의할 것이다. 메스머, 브레이드 및 최면의 역사에 대해 논의하는 매우 흥미로운 자료가 많이 있다.

13. H. Jiang et al., "Brain Activity and Functional Connectivity Associated with Hypnosis," Cerebral Cortex 27 (2017): 4083-4093.

14. 마약 및 초자연적 접근을 보완하기 위해 통증 완화를 위한 대체요법이 사용 되었으며 동양에서 수입한 것 중 하나는 침술이었다. 빌렘 텐 라인(Willem ten Rhijne)은 이 독특한 치료 기술에 특히 관심이 있었다. 1683년 그는 일본 멘토로부 터 배운 침술에 대한 광범위한 설명을 출판했다. 그의 글에 따르면 침술은 신체를 관통하는 '경락(Meridians)'에 영향을 미치기 위해 가는 바늘을 정확하게 삽입하는 것에 달려있지만, 현재까지 경락에 해당하는 해부학적 구조는 없다.

15. Han, J-S, "Acupuncture and Endorphins," Neuroscience Letters 361 (2004): 258-261.

12장 마음을 다스리는 마음

1. R. Staud, 'Brain Imaging in Fibromyalgia Syndrome', ⟨Clinical and Experimental Rheumatology⟩ 29, suppl. 69 (2011): S109-S117. 과 D. L. Morton, S. Sandhu, and A. K. P. Jones, 'Brain Imaging of Pain: State of the Art', ⟨Journal of Pain Research⟩ 9 (2016): 613-624. 를 보라.

2. 프로이트는 행동을 통제하는 데 원초아, 자아, 초자아의 역할을 가정하기 위해 자신의 이론을 업데이트했다. 프로이트와 통증에 대한 그의 견해에 관해 더 배우길 원하면 온라인에서 많은 우수한 출판물을 찾을 수 있다.

3. J. E. Sarno, 《The Mindbody Prescription; Healing the Body, Healing the Pain》(New York: Grand Central Publishing, 1999). 이 영향력 있는 책은 만성통증 이 주로 억압된 감정에 기인한다는 근거를 제시한다. 요통 전문가인 사노(Sarno) 박사는 만성통증이 자율신경계를 통해 작용하는 의식이 국소적인 소동맥 수축을

일으켜 허혈(혈액 공급 감소)과 통증을 유발하는 긴장성근염증후군 때문이라고 가
정했다. 그러나 혈관 수축은 통증 없이 항상 발생하며 뇌가 자율신경계를 미세하게
조정해 특정 기관 또는 구조 내의 혈관에 국소적 수축을 유발할 수 있다는 가정을
뒷받침하는 증거는 없다.

4. E. Scarry, 《The Body in Pain: The Making and Unmaking of the World》
(Oxford: Oxford University Press, 1987). 더 많은 임상연구는 C. Oliviola and
E. Shafir, 'The Martyrdom Effect: When Pain and Effort Increase Prosocial
Contributions', 〈Journal of Behavioral Decision Making〉 26 (2013): 91-105.를
보라.

5. 리치몬드대학에서 신약과 초기 기독교 연구를 가르치는 스테파니 콥(L.
Stephanie Cobb)의 순교에 관한 논문을 보라.

6. A. Lazaridou et al., 'The Impact of Anxiety and Catastrophizing on
Interleukin-6 Responses to Acute Painful Stress', 〈Journal of Pain Research〉 11
(2018): 637-647.과 J. A. Sturgeon, 'Psychological Therapies for the Management
of Chronic Pain', 〈Psychology Research and Behavior Management〉 7 (2014):
115-124.를 보라.

7. J. C. Felger, "Imaging the Role of Inflammation in Mood and Anxietyrelated
Disorders," Current Neuropharmacology 16 (2018): 533-558.

8. J. L. Bantick et al., "Imaging How Attention Modulates Pain in Humans
Using Functional MRI," Brain 128 (2002): 310-319.

9. L. M. McCracken and K. E. Vowles, "Acceptance and Commitment Therapy
and Mindfulness for Chronic Pain," American Psychologist 69 (2014): 178-187.

10. L. A. Slagter, H. A. Dunne, and R. J. Davidson, "Attention Regulation and
Monitoring in Meditation," Trends in Cognitive Science 12 (2008): 163-169.

11. M. Boccia, L. Piccardi, and P. Guariglia. "The Meditative Mind: A
Comprehensive Meta-Analysis of MRI Studies," BioMed Research International
(2015). Article ID 419808.

12. J. Kabat-Zinn, "An Outpatient Program in Behavior Medicine for Chronic
Pain Patients Based on the Practice of Mindfulness Meditation," General Hospital
Psychiatry 4 (1982): 33-47.

13. 프랑스 외과의사이며 해부학자인 피에르 폴 브로카(Pierre Paul Broca)는

1850년대에 운동 호문쿨루스(Motor Homunculus)에서 얼굴 바로 앞의 왼쪽 대뇌 피질에 병변이 있는 환자를 연구했다. 이 환자들은 음성 장치가 손상되지 않았음에 도 불구하고 말을 할 수 없었다. 이 상태를 브로카 실어증이라고 불렀다. 이제 우리 는 피질 신경세포의 손상으로 인해 발생한다는 것을 안다. 이것은 뇌 기능의 국소 화와 관련된 최초의 해부학적 증거였다. 또한 병변이 왼쪽에 위치하는 경우에만 언 어에 영향을 미치므로 오른쪽과 왼쪽 반구가 다른 기능을 가지고 있음을 나타낸다.

14. 많은 책에서 이러한 분야와 의료에 대해 자세히 설명한다. 우리는 단지 일반적 인 개요만 제시한다.

15. L. F. Haas, "Hans Berger (1873-1941), Richard Caton (1842-1926), and Electroencephalography," Journal of Neurology, Neurosurgery & Psychiatry 74 (2003): 9.

16. F. Zeidan et al., "Brain Mechanisms Supporting the Modulation of Pain by Mindfulness Meditation," Journal of Neuroscience 31, no. 14 (2011): 5540-5548.

17. F. Zeidan et al., "Mindfulness-Meditation-Based Pain Relief Is Not Mediated by Endogenous Opioids," Journal of Neuroscience 36 (2016): 3391-3397.

18. R. C. deCharms et al., "Control over Brain Activation and Pain Learned by Using Real-time Functional MRI," Proceedings of the National Academy of Sciences of the United States of America 102 (2005): 18628-18631.

13장 통증 관리: 현재와 미래

1. S. R. Levinson, S. Luo, and M. A. Henry, "The Role of Sodium Channels in Chronic Pain," Muscle & Nerve 46 (2012): 155-165.

2. 진통제 개발에 필요한 표적에 관한 논의로 A. S. Yekkirala et al., 'Breaking Barriers to Novel Analgesic Drug Development', 〈Nature Reviews Drug Discovery〉 16 (2017): 545-564. 를 보라.

3. Y.-J. Sung and R. T. Ambron, "Pathways That Elicit Long-Term Changes in Gene Expression in Nociceptive Neurons Following Nerve Injury: Contributions to Neuropathic Pain," Neurological Research 26 (2004): 195-203.

4. 컬럼비아대학교 의과대학과 뉴욕 소재 슈뢰딩거사의 라미 파라드(Ramy Farad) 및 제레미 그린우드(Jeremy Greenwood)와의 특별한 협업으로 이루어졌다. Y.-J. Sung et al., 'A Novel Inhibitor of Active Protein Kinase G Attenuates Chronic Inflammatory and Osteoarthritic Pain', 〈Pain〉 158 (2020): 822-832.를 보라.

5. L. Aloe et al., "Nerve Growth Factor: From the Early Discoveries to the Potential Clinical Use," Journal of Translational Medicine 10 (2012): 39-254.

6. 진통제로 작은 화합물 합성에 의존하는 전통적인 접근 외에 많은 제약회사들은 표적의 특정 부위를 인식하는 단일클론항체를 사용하고 있다. 약의 성분명 어미가 '맙(mab)'으로 끝나는 약물은 모두 단일클론항체다.

7. M. K. Patel, A. D. Kaye, and R. D. Urman, "Tanezumab: Therapy Targeting Nerve Growth Factor in Pain Pathogenesis," Journal of Anaesthesiology Clinical Pharmacology 34 (2018): 111-116.

8. S. M. Farrell, A. Green, and T. Aziz, "The Current State of Deep Brain Stimulation for Chronic Pain and Its Context in Other Forms of Neuromodulation," Brain Sciences 8 (2018): 158-177.

9. 디제린 로시(Dejerine-Roussy) 또는 시상통증후군은 뇌졸중이 시상 신경세포에 손상을 입힌 후 발생하는 상태다. 따끔거림과 같은 비정상적인 감각과 치료가 매우 어려운 심한 무해통증을 특징으로 한다.

10. J. M. R. Delgado, Physical Control of the Mind: Toward a Psychocivilized Society (New York: Harper and Row, 1969) and J. M. R. Delgado, "Free Behavior and Brain Stimulation," International Review of Neurobiology 6 (1964): 349-449.

11. 본문에서는 통증을 조절하는 잠재적 방법으로 광유전학에 대해 간단한 설명을 하였다. 자세한 내용은 A. Guru et al., 'Making Sense of Optogenetics', 〈International Journal of Neuropsychopharmacology〉 1-8 (2015).를 보라.

12. S. G. Boccard, et al., "Deep Brain Stimulation of the Anterior Cingulate Cortex: Targeting the Affective Component of Chronic Pain," Neuroreport 25, no. 2 (2014): 83-88.

색인

1차 침해수용성 신경세포 37, 41
2차 침해수용성 신경세포 41, 92,
　127
3차 시상 신경세포 46, 54
3차 신경세포 166
AMPA 수용체 68, 87
C형 침해수용성 신경세포 57, 83,
　220
MAO 저해제 137
NMDA 수용체 87, 109, 152, 231
NMDA 수용체 차단제 152
P물질 90, 108
TrkA 수용체 80, 84, 101

ㄱ
———————————————

가바펜틴 230
감각피질 47, 165, 220
감각 호문쿨루스 47, 52, 121

감마 아미노부티르산 131
감마웨이브 219
감시단백질 94, 97
가슴신경 28, 115
감정 163, 197, 211, 216
개방 모니터링 216
거울 상자 107
거짓말 탐지기 171
경락 188
고열 152
고위 중추 46, 160
과분극 65
광섬유 242
광유전학 240, 242
구강 안면 부위 52, 54
국립과학재단 143
국립보건원 143
국제통증연구협회 11
글루타메이트 68, 109, 145
급성 통증 20, 74, 164
기능적 자기공명영상 164

ㄴ

나트륨 채널 70, 83, 232
난치성 통증 100, 149, 228
날록손 125, 222
내성 128, 229
내인성 아편제 123, 134, 159
내인성 엔도르핀 127, 229
내장기관 48, 111
내장신경 49, 111, 115
내장통 108, 113
노나펩타이드 78
노르아드레날린 134, 148
노르아드레날린 흡수 차단제 148
노벨 생리의학상 63, 97
노보카인 70
뇌량 43, 165
수로주변회백질 127, 174, 220, 238
뇌엽절제술 217, 243
뇌파 218

ㄷ

다이노르핀 126
다중작업 206
단백질 키나제 G 61, 234
대뇌반구 43, 167
대뇌피질 46, 176, 200
대상포진 30

ㄹ

데제린-루시 증후군 239
델타-9 테트라 하이드로 칸나비놀 144
둔감 84

라스무센 47
러너스 하이 149
로널드 멜작 162
리간드 58, 126
리도카인 71, 141
리리카 134

ㅁ

마리화나 144, 230
마음챙김 213, 218, 220
마음챙김 기반 스트레스 감소 214
마이스너 소체 57
마조히즘 182
마취 47, 71
만성통증 21, 27, 174, 193, 210
만트라 216
말초 감작 101
말초 프로세스 52, 57
말초신경 27, 34, 55, 75

말초신경 말단 57, 75, 235

말초신경계 34, 152

메타돈 232

면역세포 76, 108, 146

명상 189, 210

모노아민 산화효소 137

모르페우스 141

모르핀 123, 141

몬산토 143

무해통증 86, 95

묵상 210

ㅂ

바리움 132, 230

바이엘 사 142

바이오피드백 훈련 223

반사적 움츠림 25, 38, 67

버드나무 껍질 79, 141

번역후 반응 78

변비 123, 128

분자생물학 55

불교 승려 189, 213

불안증 21, 136, 230

브래디키닌 78, 101

비스테로이드성 항염증제 142

비자살 자해(NSSI) 175

비장 110, 116

ㅅ

사이클로옥시게나제 142

사이토카인 108, 205

사티벡스 148

살리실산 79, 141

삼중수소 125

삼차신경절 52, 54

삼차신경통 54

삼환계 항우울제 135

선도 화합물 155

섬피질 179, 192

섬유근육통 83, 193

성적 미조히즘 182

세로토닌 83, 134, 136

세포외배출 67

셀레브렉스 143

소낭 67, 102

수상돌기 25, 34

스트레스 유발 진통 21, 122, 229

시냅스 41, 66, 75, 145

시냅스 틈새 67, 136

시냅스와 부상반응 66

시냅스전 말단 67, 132, 148

시냅스후 말단 67, 87

신경매트릭스 159, 169

신경매트릭스 지도 169, 173

신경가소성 74, 208

신경교세포 81

신경망 23, 25

신경섬유 33

신경성장인자 79, 101, 234

신경병증성 통증 55, 148, 234

신경전달물질 67, 132

신경종 104

신경해부학 32, 127

신장 결석 113, 172

심리적 통증 171, 175, 242

심부뇌자극술 238

심신성 통증 195

심인성 통증 172

염증성 통증 56, 107

옵신 240

요가 213

우울증 136, 230

운동신경세포 34, 51

원시적 신경망 23

원심성 정보 32

유전체 34, 94

의식적 자해 201

이소성 통증 110

이온성 AMPA 수용체 70, 87

이중 지질층 58

인산화 59, 72

인지기반치료 210

일과성 수용체 전압 바닐로이드 82

임상시험 155, 234

ㅇ

아난다마이드 145

아데노신 삼인산 59, 61

아세틸살리실산 142

아스피린 142

아편유사제 수용체 126

알크미온 212

알파 소단위 71

알파웨이브 218

약리학 140, 228

약물 개발 140, 149, 157

양귀비 141

엔도르핀 123, 126, 139

엔케팔린 126, 130

역행 수송 시스템 101

역행 신호 145

연동운동 123

ㅈ

자율신경계 112, 195

자해 175

작열통 82

잠재의식 197

장기 강화 86, 92, 103

장기 과흥분 95

전대상이랑 166

전대상피질 174, 198

전자 유도 진통 238

전전두엽피질 180, 238

정신분석 197
종양괴사인자 알파 108
좌골신경통 110
중독 129, 229
중복성 134, 150
중심고랑 47
중심뒤이랑 47, 220
중추성 통증 103, 117, 198
중추신경계 31, 152
지그문트 프로이트 196
지방산 아마이드 가수분해효소 146
진통제 77, 141, 151, 227

칸나비노이드 145
칸나비디올 147, 231
캡사이신 83
키나제 59, 131, 149

ㅌ

타네주맙 235
탈리도마이드 156
테트로도톡신 72
통각과민 80, 84, 192
통증 매트릭스 191, 193, 242

ㅊ

척수시상경로 49
척수신경 28, 54, 114
체성감각시스템 121, 138, 231
체성신경 31
최면 186
축삭 34, 94, 132
축삭원형질 98
충수염 111, 115
측좌핵 168, 185, 203
침술 188
침해수용성 신경세포 37, 74

ㅍ

펜타펩타이드 126
펩타이드 신경전달물질 90
편도체 167, 237
포스파타제 81
포스포리파제 78
표적 선정 141
표현형 변화 89, 102
프로스타글란딘 76, 79, 142
프로작 138, 211, 230
프리가발린 230
플라세보 효과 157, 183
피부분절 27, 56

ㅋ

핀젤림 모델 51, 61

ㅎ

하행 경로 131, 134
허혈 103, 196
현미경 32, 55
혈관 투과성 76
혈액뇌장벽 107, 151, 233
화이자 143, 235
화학적 시냅스 67
환상사지감각 106
활동전위 25, 38, 63
횡격막 117
횡격막신경 117
효능제 83, 136
후근신경절 34, 52
후보 약물 151, 154
히드라 불가리스 23, 34

통증의 뇌과학

뇌과학으로 밝히는 통증의 비밀

—

초판 1쇄 인쇄 2023년 6월 14일
초판 1쇄 발행 2023년 6월 28일

—

지은이 리처드 앰브론
옮긴이 정성현
펴낸이 고영성

—

책임편집 이지은 **디자인** 강지은 **저작권** 주민숙

—

펴낸곳 주식회사 상상스퀘어
출판등록 2021년 4월 29일 제2021-000079호
주소 경기도 성남시 분당구 성남대로 52, 그랜드프라자 604호
전화 070-8666-3322
팩스 02-6499-3031
이메일 publication@sangsangsquare.com
홈페이지 www.sangsangsquare.com

—

ISBN 979-11-92389-22-6 (03510)